AF456218

L'AMI
DES ORPHELINS
OU
MANUEL DES NOURRICES.

TABLE

DES PARAGRAPHES.

PRÉFACE, page 5.

AVANT-PROPOS, 7.

PARAGRAPHE PREMIER. *Moyens généraux à employer en faveur des enfans nouveaux nés abandonnés et privés de la nourriture maternelle*, 17.

§. II. *De la manière d'habiller les enfans du premier âge*, 19.

§. III. *Manière de préparer les alimens à donner aux enfans privés de la nourriture maternelle*, 21.

§. IV. *Du breuvage des nouveaux nés*, 25.

§. V. *Manière de disposer les alimens*, 26.

§. VI. *Règles particulières pour un nouveau né bien portant, qui vient de perdre sa mère*, 36.

§. VII. *De la manière de délivrer les alimens aux nouveaux nés rassemblés*, 51.

§. VIII. *Du temps où l'on doit donner aux enfans du premier âge, des alimens solides*, 53.

§. IX. *De la nature que doit avoir le lait destiné aux enfans, dans les hospices publics*, 54.

§. X. *De la propreté nécessaire aux enfans abandonnés dans les hospices publics*, 57.

§. XI. *Des Biberons*, 63.

§. XII. *Du goupillonnage*, 66.

§. XIII. *Des soins à donner aux enfans nouveaux nés privés du lait maternel, et faibles, quoique d'ailleurs en bonne santé,* 67.
§. XIV. *Notes sur quelques maladies des enfans nouveaux nés, privés ou non de la nourriture maternelle, applicables aux maisons nationales,* 71.
§. XV. *De la gourme,* 73.
§. XVI. *Des dévoiemens,* 75.
§. XVII. *De la coqueluche,* 77.
§. XVIII. *De la toux,* 79.
§. XIX. *De la petite vérole,* 80.
§. XX. *Des convulsions,* 83.
§. XXI. *Des enfans dits en chartre, ou en marasme,* 85.
§. XXII. *Des vers,* 94.
§. XXIII. *De la maladie vénérienne des enfans du premier âge,* 102.

Fin de la Table.

L'AMI DES ORPHELINS

OU

MANUEL DES NOURRICES.

PRÉCIS sur la manière d'élever les enfans du premier âge, et notamment ceux privés de la nourriture maternelle; suivi de quelques notes sur le traitement qui leur convient en état de maladie.

Par JACQUES-MONTAIN LAMBIN,
Officier de santé Accoucheur.

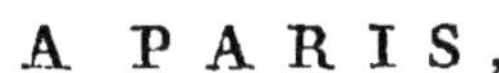

A PARIS,

CHEZ
- L'AUTEUR, place Sorbonne, n° 21;
- VILLIER, libraire, rue des Mathurins, n° 396;
- MALHERBE, libraire, Palais-Égalité, n° 72;
- FUCHS, libraire, rue des Mathurins, n° 334.

FARGE, Imprimeur, rue des Mathurins.
AN VI.

PRÉFACE.

Observer la nature dans les premiers pas qu'elle fait faire à l'homme, la suivre dans sa marche, ne jamais contrarier sa volonté suprême; montrer au gouvernement les vices qui infectent les asiles de l'orphelin et de l'enfant délaissé; lui faire entrevoir la possibilité d'en atténuer la funeste influence; rechercher les moyens de suppléer, à l'égard des enfans privés de la mamelle, l'aliment que la nature leur destinait, et qu'une impuissance cruelle oblige de leur refuser; attirer les yeux de l'homme sensible sur ces maisons si improprement appelées Hospices de Pitié, *l'attendrir sur le sort des victimes intéressantes qu'y font abonder chaque jour la débauche, la faiblesse et l'indigence; découvrir aux bonnes mères les pratiques nuisibles ou avantageuses qui peuvent influer sur la santé du fruit chéri de leur tendresse, et les prémunir contre les préjugés de la routine ou de la prévention : telle est la tâche que je me suis imposée. Uniquement animé de l'espoir d'être utile, j'ai pu oublier la faiblesse de mes forces ; mais en me décidant à tracer d'une main inhabile les idées que je transmets à mes concitoyens, j'ai plus compté sur l'approbation des amis de l'humanité que sur les éloges des littérateurs. Convaincu de mon impuissance, je n'aspire pas à m'ouvrir une place parmi les écrivains distingués ; et mon ambition, mon unique ambition, serait pleinement satisfaite, si cette faible esquisse pouvait faire naître une seule idée favorable à l'espèce humaine.*

AVANT-PROPOS.

La cause de l'existence humaine, ce mobile sacré de l'univers, cette puissance ignorée que l'homme adore en quelque état qu'il se trouve, lui a fourni les moyens de pourvoir à sa conservation : par le concours indéfini de toutes ses facultés, il est parvenu à multiplier ses connaissances, à les diriger vers la société pour le bonheur commun ; le seul de tous les animaux qui paraisse adorer une cause première, il est aussi le seul de qui la nature a droit d'attendre l'exercice de toutes les vertus. Mais une de celles que j'estime principales, c'est l'obligation intime d'exercer envers autrui tout ce qu'autrui n'est pas en état de faire pour soutenir sa propre vie, quand les ressources naturelles lui sont ravies au moment où elles sont indispensables. Cette vérité, reconnue depuis tant de siècles, n'a encore été qu'annoncée; il est même notoire qu'on ne travaille pas à faire, à cet égard, tout ce que les amis de l'humanité ont droit d'attendre avec justice: les administrateurs chargés de son exécution ont porté la négligence à son comble. En effet, n'est-il pas affreux qu'une administration établie pour sauver l'existence des malheureux enfans abandonnés, hâte au contraire leur destruction totale, et prépare le tombeau où tous sont jetés sans miséricorde! En vain les ressorts de la vie font valoir leur puissance, le mouvement qui leur est imprimé par la nature même, est toujours en défaut contre le plus fort; il faut enfin qu'ils cèdent. O heureux, mille fois heureux les peuples à qui de pareils établissemens sont inconnus! ils n'ont pas sous les yeux ce tableau continuel de la vie à peine sortie du néant, et luttant déjà contre la mort; tableau affreux, dont les traits déchirent l'ame même indifférente qui le fixe !!! Cause sacrée de la nature, où sont tes disciples ? et vous qui osâtes accepter l'emploi le plus honorable, avez-vous cru que ce fût pour servir, provoquer, hâter la dépopulation ? La première tâche de l'homme fort et instruit, étant, à mon avis, de soutenir l'homme faible, je vais développer tous les moyens que j'ai puisés dans l'étude pratique de la nature, pour sauver de la mort le plus grand nombre possible des enfans qui périssent à l'aurore du berceau. Défenseur aimant de l'enfance, puis-je me taire sur les maux dont elle est accablée ? Les craintes du génie le cèdent à la voix du cœur, et au risque de mal écrire, je dirai du bien. Les fautes que je ferai seront celles des mots, mais les choses seront des vérités, des bienfaits; et si l'oreille de l'homme de lettres en est choquée, qu'il y passe le pinceau de la littérature, ce sera une couche d'élégance sur un bon fond. En attendant, que l'on classe mes réflexions au nombre des instructions d'états mécaniques, je ne m'en offenserai pas; le mécanisme de la vie vaut bien l'échafaudage de la rhétorique!

Je dis donc que la société a confié à des administrateurs le soin de veiller aux intérêts des enfans : en admettant qu'ils aient connoissance de tout ce qu'il convient de faire pour les cas exigés, ils demeurent responsables envers la nature et la société, du bien qu'ils ne feront pas; mais comme mes inclinations naturelles me portent à ne croire que ce que je vois, que je ne suppose pas qu'un fonctionnaire public fasse ou puisse faire le mal avec intention, que d'ailleurs la conscience d'un homme honnête ne peut se permettre spontanément une mauvaise action, je ne puis croire qu'ils réunissent des connoissances aussi intéressantes : ils ne les possèdent pas; j'en appelle à eux-mêmes, à tout ce qu'ont écrit plusieurs auteurs, qui, après avoir étudié, connu la vérité, l'ont consignée dans leurs ouvrages ; et les rapports publics qui ont déclaré qu'il étoit démontré que les quatre-vingt-dix-sept centièmes des enfans abandonnés à leur naissance, périssent dans les hospices qui leur sont destinés, ne sont-ils pas une preuve constante, sinon de l'inhumanité, du moins de la fatale ignorance des administrateurs ?

Ce n'est pas tant pour prouver cette fatale vérité que pour y remédier, que j'entreprends de faire un réglement concernant les enfans du premier âge : c'est pour instruire le père de ce qu'il doit faire pour son enfant privé de la nourriture maternelle ; c'est pour servir de boussole aux personnes chargées d'élever les enfans des maisons destinées aux nouveaux nés abandonnés. Puissent les uns et les autres se pénétrer de l'importance des devoirs auxquels la nature les a soumis, soit par le titre sacré de père, soit par celui de la confiance publique ; et bientôt l'humanité n'aura plus à gémir sur le sort affligeant qui fait de ces malheureux enfans autant de victimes !

Vingt-trois parties composent cet essai, dont quatorze pour indiquer ce qu'il convient de faire aux enfans du premier âge privés de la nourriture maternelle, et neuf pour démontrer ce qu'il est indispensable de leur administrer dans les cas de maladie. On aura lieu d'observer qu'il existe infiniment plus de maladies des enfans que je n'en ai décrit ; cette digression n'entrait ni dans le but, ni dans le plan de mon ouvrage : je me réserve d'en parler plus au long dans un traité complet d'accouchemens.

Organe de la faiblesse, je ne négligerai rien de ce qui est en mon pouvoir pour remplir ses besoins. D'après l'impression de la nature, nous devons, autant qu'il est en nous, conserver la vie aux êtres qu'elle a formés. En effet, l'homme en société a continuellement besoin du secours de ses semblables ; les regards de l'être souffrant portent le caractère de la sollicitude, de la supplication : or, les souffrances étant communes, les secours doivent nécessairement être réciproques et continuels; et c'est toujours l'homme au berceau, l'homme maladif, et enfin l'homme caduc, qui les réclament de l'homme instruit et bien portant. Songez donc que vous passerez par tous les anneaux de cette chaîne de santé et d'infirmités ; que secourant aujourd'hui, demain vous serez secouru ; faites donc le bien avant de vous coucher, et n'attendez pas un réveil subit et tardif pour l'opérer. Laisser périr un enfant tant qu'il existe un moyen de le sauver, c'est assassiner un homme, et en lui la source d'une génération nouvelle ; c'est commettre un crime énorme ; c'est se rendre l'interprète faussaire et inhumain de l'Être suprême ; c'est s'opposer à ses vues, qui font tout concourir au développement et à la propagation de la race humaine et de toutes les espèces animées. Humanité, dont l'homme fait la base et la source de toutes les vertus, comment se fait-il que le premier il t'oublie? et ses connaissances lui donnent-elles le droit de se distinguer des autres animaux, quand lui seul repousse continuellement ton impulsion sacrée?

Puissent les moyens que je vais proposer faire cesser sa coupable indifférence! puissent-ils le rappeller à l'exercice des devoirs de la bienfaisance et de la nature!

L'AMI
DES ORPHELINS
OU
MANUEL DES NOURRICES.

PARAGRAPHE PREMIER.

Moyens généraux à employer en faveur des nouveaux nés abandonnés et privés de la nourriture maternelle.

LA première précaution que l'on doit prendre pour un enfant nouvellement abandonné, consiste à s'assurer de la propreté et de l'aisance de ses vêtemens, de sa bonne ou vicieuse conformation.

Ce préalable rempli, on s'occupera des besoins de l'enfant, et l'on s'appliquera à connaître les moyens de les satisfaire avec prudence et selon son goût; car c'est d'après cette connaissance que l'on peut parvenir à lever les difficultés de sa première éducation : de la nourriture dépend le succès de la population; il faut donc la proportionner aux forces du nouvel hôte.

Toutes les fois qu'on est obligé de nourrir un ou plusieurs enfans privés de la nourriture maternelle, on doit leur donner les alimens qui flattent le plus leur goût (1).

Cette distinction est facile à faire lorsqu'une sagesse attentive préside à la distribution des alimens qui leur conviennent : qu'on leur donne à boire, par exemple, du lait pur ou coupé, du bouillon gras ou maigre; à manger de la soupe grasse ou de la panade, de la bouillie ou du vermicelle, etc. etc, on connaîtra bientôt ce que l'enfant boit et mange de préférence. Sans cette précaution, sur-tout pour les enfans faibles, ils ne recevront la nourriture qu'avec insouciance, deviendront faibles, éprouveront un dégoût presque total, puis un assoupissement destructif de l'appétit ; enfin, ils mourront de faim et de besoin. Je parlerai des moyens de surmonter, autant que possible, ce dégoût de manger, en traitant des enfans faibles, quoiqu'en bonne santé d'ailleurs.

Quels que soient les alimens que vous

(1) Je suis obligé d'être en cela d'un avis différent de celui du célèbre philosophe de Genève, qui pense que les enfans n'ont d'autres goûts que ceux qu'on leur suscite : l'expérience prouve le contraire.

donniez aux enfans, il faut qu'ils leur soient administrés avec douceur, par des personnes gaies, attentives, qui réunissent enfin toutes les qualités qu'on aurait droit d'exiger d'une mère de famille (1).

Pour que les enfans mangent avec plaisir, et cela est indispensable à leur santé, il faut toujours les changer avant de leur offrir la nourriture, et leur éviter par-là les cris nuisibles de l'impatience.

§. I I.

De la manière d'habiller les enfans du premier âge.

L'HABILLEMENT des enfans doit être simple, et disposé de manière que l'on puisse écarter, autant qu'il sera possible, l'usage dangereux des épingles. A cet effet, je conseille l'application de rubans sur les chefs latéraux des brassières des enfans, et sur les pointes antérieures des béguins.

On doit faire consister l'habillement d'un nouveau né en une chemise courte, brassière de toile en été, de futaine ou de coton

(1) Tous les auteurs sont d'accord sur ce point : consultez et suivez Rousseau dans son Émile, à cet égard.

en hiver, béguins, bonnets, et une couche de toile sans pièces ni coutures. D'après la disposition de ce vêtement, on se convaincra sans peine combien il est facile de changer l'enfant, et combien cette opération est peu pénible pour lui. En effet, en supposant que le froid exige que l'enfant repose avec cette couche garnie d'un lange, n'est-il pas vrai qu'il faudra peu de temps pour détacher l'épingle qui la fixe et enlever l'enfant lorsqu'il s'éveille ? Je dis lorsqu'il s'éveille, parce qu'il est à remarquer que cela arrive à chaque besoin d'évacuer; et l'aisance que je lui donne comme très-importante à son développement, facilite les moyens d'étendre les déjections, qui ont ou peuvent avoir un caractère tellement âcre qu'elles leur corrodent les fesses, les parties sexuelles, et même toute l'étendue des cuisses. Si la personne qui a soin de l'enfant, veut s'appliquer à le nettoyer, les trois premiers mois de sa naissance, immédiatement après ses évacuations; habitué à ce soin, il saura bien, au bout de ce tems, avertir qu'il a gâté.

On doit sur-tout éviter l'usage des maillots, usage qui fait naître des accidens funestes ; pour en tenir lieu, on se contentera de l'application d'une couche fixée sur un des côtés de la brassière : alors, et après lui avoir administré les alimens propres à son goût, on couchera l'enfant.

§. III.

Manière de préparer les alimens à donner aux enfans privés de la nourriture maternelle.

De la bonne disposition des alimens des enfans, dépend leur développement. Dès-lors il est indispensable d'y porter l'œil de la surveillance, de cette surveillance si nécessaire à ceux que la confiance publique a placés près des administrations pour fournir aux besoins des nouveaux nés abandonnés, soit qu'ils aient ou n'aient pas de nourrices. Il doit donc être distribué, par ceux que ce soin regarde, les choses convenables pour faire les différentes soupes ou bouillies des enfans, et cela aux chefs des salles, afin que, sous leurs yeux, elles soient mises dans les marmites, casseroles, coquemarts, bures, etc. etc., et ils resteront jusqu'à la confection du service. Les enfans doivent être servis à fur et mesure; car on observe qu'en les servant ensemble, les uns ont les alimens trop chauds, et les autres reçoivent la bouillie, par exemple, trop froide, dont en outre la quantité se trouve très-diminuée par la pellicule externe que l'impression de l'air y forme; il faut aussi veiller à ce que celui qui refuse d'abord, ne soit pas délaissé, et renvoyé à une autre distribution. En effet, si un enfant, à demi réveillé, refuse de prendre la nourriture offerte, on doit la lui présenter, le solliciter avec patience à un second tour, que je déclare indispensable. Les alimens doivent être d'une bonne consistance, c'est-à-dire, ni trop épais, ni trop clairs, pour éviter le dégoût. Mais ce qui n'est pas indifférent dans les grandes salles, c'est de prendre garde que les personnes chargées de répartir les alimens, ne les mangent elles-mêmes pour être plutôt débarrassées. Il est fâcheux, sans doute, de porter l'œil de la défiance jusque sur les lèvres des filles de service; mais il n'est que trop vrai, et je le dis à leur honte, que plusieurs d'entre elles sont indignes d'un aussi bel emploi.

Je viens d'observer qu'il fallait que les enfans fussent servis à mesure qu'ils mangeaient, parce que je fais dépendre leur salut de la certitude qu'acquerront les chefs que les alimens sont offerts à ces êtres intéressans dans le degré de chaleur et de consistance qui convient à leur âge et à leurs forces.

Beaucoup d'écrivains ont dit que de toutes les substances la bouillie était la plus dangereuse pour les enfans. J'observe, à cet égard, que ceux des alimens qui conviennent le moins, sont ceux que l'enfant ne peut supporter ; j'en appelle à toutes les mères de famille, à tous les observateurs de la nature, dont l'avis doit certainement prévaloir sur les systèmes du cabinet. Il est cependant des choses qui, par leur nature, doivent être écartées de la nourriture des enfans du premier âge ; mais il faut que ce soit avec la certitude qu'elles leur sont nuisibles, comme, par exemple, la bouillie de farine de riz : les remarques que j'ai faites, m'engagent à l'exclure, au moins pour la première année. Quant à la bouillie de farine de froment, je pense que la soupe doit lui être préférée; mais quand un enfant n'en voudra pas souffrir, quand il se pâmera (pour me servir du terme vulgaire) chaque fois qu'on lui en présentera, quand ses cris long-temps répétés lui ôteront la respiration et paraîtront le suffoquer, qu'il n'éprouvera ces accidens qu'à l'aspect de la soupe quelle qu'elle soit, que fera-t-on , sur-tout s'il mange la bouillie gaiement et avec appétit ? il faudra céder à son goût. Mal-à-propos répéterait-on que les enfans n'ont point de goût; pour le prouver, je renvoie à l'expérience. On ne dira pas, j'espère, qu'un enfant d'un, de deux ou trois mois a des caprices; cette expression ne peut lui convenir : le caprice est l'effet de l'imagination plus ou moins raisonnée ; et le goût est purement physique. Il faut donc leur donner ce qu'ils paraissent préférer ; je l'ai toujours fait et m'en suis bien trouvé : je le conseille , je le crois indispensable. Quant à la quantité, on ne peut généralement l'appliquer , ni par rapport aux forces, ni par rapport à l'âge de l'enfant ; depuis trois jusqu'à huit ou neuf mois, il mangera moins s'il boit beaucoup , *et vice versâ :* tout dépend de la constitution. D'ailleurs , il suffit que la quantité d'alimens soit toujours la même, pour que la santé des enfans s'améliore, c'est-à-dire qu'il n'en faut pas donner moins , après en avoir accordé beaucoup.

Les premiers jours de la vie des enfans, il

faut éviter de les laisser trop long-temps à jeun, même lorsqu'ils dorment; le sommeil pouvant être en ce cas la suite de la faiblesse à laquelle sont sujets les enfans qui ne tètent pas. Il faut leur présenter les biberons, en s'assurant qu'ils prennent de la nourriture, et pour cela les leur offrir souvent, et jusqu'à ce qu'ils les quittent. En prenant pour exemple les enfans qui tètent, on verra qu'ils tiennent le sein de leur mère jusqu'à ce qu'ils soient endormis; il faut donc supposer au biberon la vertu du sein, et à la main qui le tient la patience d'une mère, afin que les enfans puissent absorber une quantité de nourriture suffisante à leur développement.

§. IV.

Du breuvage des nouveaux nés.

De tous les breuvages, le plus propice aux enfans est le lait de vache, coupé avec de l'eau édulcorée de sirop. Ce breuvage aura plus ou moins de consistance, selon le degré de force qu'acquerra l'enfant : au bout d'un mois, on peut cesser d'y mettre de l'eau. On peut aussi lui donner du bouillon maigre, tel que de l'eau de pois, de lentilles, même de froment lavé et bouilli ; on peut aussi lui offrir des laits de poule; le bouillon gras peut lui rendre le ventre libre, comme aussi il ne peut que le nourrir; j'ai remarqué que cela dépendait souvent de la graisse surnageante: sous ce rapport, on peut en donner comme relâchant le premier mois ; après quoi, si l'enfant a du goût pour la soupe faite de bouillon de viande, on peut lui en donner de temps en temps, ou du vermicelle, etc. etc.

§. V.

Manière de disposer les alimens.

QUELLES que soient les substances dont on nourrira les enfans, leur composition étant fixée généralement et d'avance, il faudra veiller à ce que les filles de service ou autres ne puissent rien distraire de ce qui en constitue la bonté, tel que le beurre pour la soupe, le bouillon pour le vermicelle, le lait pour la bouillie, et n'y substituent de l'eau; à ce qu'aucun de ces alimens ne soit brûlé, trop épais ou trop clair; avoir soin de les déposer dans des vases nettoyés avec soin, et qu'ils soient apprêtés par des personnes amies de la propreté. C'est pour éviter toute fraude, qu'il faut, une heure ou environ avant la distribution, peser le beurre, mesurer les bouillons et le lait devant un chef, et déposer le tout, en sa présence, dans les marmites usitées.

Quant au lait destiné à la bouillie ou au vermicelle, il faut bien prendre garde qu'il ne soit en partie distrait pour un usage illégal. Des filles sans pudeur, sans charité, et insensibles à l'intéressante faiblesse de ces êtres innocens, ne rougissent pas d'en dérober pour ce qu'elles appellent *leurs besoins*, en le remplaçant par une égale quantité d'eau; et alors ce qu'on appelle bouillie, n'est plus réellement qu'une colle blanchie, dont l'usage est funeste à ces malheureux enfans: cette colle mal-saine est encore diminuée en passant par les mains des filles en sous-œuvre, qui trafiquent frauduleusement la subsistance de l'orphelin, source honteuse de ce qu'elles osent appeler leurs *petits profits!* Ce sont là cependant les mains auxquelles on confie l'existence des enfans de la Patrie! est-il surprenant qu'ils périssent, et ne doit-on pas s'étonner au contraire d'en voir survivre quelques-uns? Ces filles coupables ne sont pas encore les plus dignes de blâme: que doit-on attendre, en effet de leur humanité, lorsque les chefs se dispensent de veiller au service des enfans, qu'ils ne paraissent même pas aux distributions ; lorsque les administrateurs eux-mêmes portent la négligence à son comble ? Comment s'est-on contenté de prouver que les dix-sept centièmes de ces malheureuses créatures périssent misérablement, sans indiquer le remède du mal ? comment peut-on se pénétrer de cette vérité, se familiariser avec cette idée, sans faire appel à ceux qui peuvent en sauver un grand nombre ? Cruel égoïsme, coupable indifférence ! quand cesserez-vous de prolonger le deuil de l'humanité, d'outrager la nature qui vous désavoue !

Les maux qui tuent les enfans appelés *pouparts*, sont encore cachés au public; les lui dévoiler, c'est proposer les moyens de les extirper : quelque répugnance que j'éprouve à retracer ce tableau déchirant, je veux l'esquisser, l'imprimer à tous les yeux; il paraîtra odieux sans doute, mais les hommes humains s'empresseront davantage de l'arracher à la mortelle influence qui en multiplie les victimes. Vous qui me lirez, je vous défie de ne pas vous opposer de tous vos moyens à ce torrent destructeur de l'ouvrage de la nature et de l'espoir de la Patrie ! Et cet administrateur étranger par état aux impressions de la nature, osera-t-il encore afficher sa coupable insensibilité (1) ?

Esquissons donc les cruautés révoltantes dont les malheureux pouparts sont les victimes. On appelle ainsi les enfans abandonnés qui ne peuvent être allaités : le nombre en est indéterminé ; il augmente ou diminue selon la quantité de nourrices. Ils sont emmaillotés et couchés dans des lits dont la disposition extérieure ferait croire qu'ils sont presque bien d'ailleurs, si l'on ignorait ce qu'on leur donne pour vivre, ou plutôt en attendant qu'ils meurent. Trois fois par jour, on leur administre ce qui ne pourrait, vingt fois répété, suffire à soutenir leur existence. Voyons donc ce qui est censé les nourrir.

Une éponge trempée dans du lait, promenée au-dessus de la bouche de ces tendres victimes, passée et repassée jusqu'à trois fois dans un bref délai ; tel est l'unique soin qu'on leur porte. Mais, dira-t-on, quel est alors le traitement de ceux qui dorment et

(1) Ceci n'est applicable qu'à ceux des administrateurs à qui l'on a proposé des secours en faveur des enfans du premier âge.

ne s'éveillent pas? -- Oh! rien de plus simple: il est juste qu'ils aient l'air au moins de prendre part au cruel partage; et c'est pour ajouter à l'insensibilité la plus barbare, qu'ils reçoivent en passant un petit coup sur le nez, toujours assez fort pour les éveiller, et assez douloureux pour leur arracher des cris; par ce moyen ils entr'ouvrent leur bouche défaillante, et le lait leur parvient ainsi, bien entendu qu'ils l'avalent s'ils peuvent. Ainsi servis, ces enfans sont obligés d'attendre une autre passe aussi régulière et aussi charitable, jusqu'à une troisième, où se bornent les alimens de vingt-quatre heures! Après la connaissance de ces causes assassines, pourra-t-on encore s'étonner de la mortalité criminelle qui moissonne les hôtes malheureux des maisons de Pitié, ou plutôt de ces repaires d'inhumanité? En effet, quand on connaît les difficultés sans nombre pour élever les enfans qui jouissent de la nourriture naturelle, quand malgré les soins les plus vigilans, les plus tendres, ceux qui sont les mieux nourris ont peine à supporter la crise des dents, crise qui, si elle ne les tue pas, les abat au moins au point de ne devoir leur vie qu'aux attentions les plus délicates et les plus suivies; ne conviendra-t-on pas que les enfans de la Patrie sont livrés au sacrifice, et que ceux qui échappent aux barbares secours qu'on leur donne, n'existent que par miracle? Cependant, chaque mouvement, chaque cri de ces malheureux orphelins, réclament une mère, invoquent un père!... Doivent-ils payer de leur vie l'oubli de leurs parens dénaturés? et au moins, dans cet abandon cruel, qui doit les protéger, si ce n'est le gouvernement et ceux qu'il a choisis pour le représenter? Dira-t-on que ces malheurs ne proviennent que de la pénurie des nourrices? il serait heureux peut-être, pour éviter un honteux scandale, qu'il ne s'en présentât jamais. Ces femmes dont la majorité eussent été de bonnes mères, celles qui n'étaient que pauvres et voyaient jusqu'alors dans un nourrisson l'objet de leur sollicitude, se trouvant à la merci des plus mauvais exemples, brusquées si elles agissent mieux que les autres, cessent, en perdant les qualités de bonnes mères, d'être bonnes nourrices. Lorsque le gouvernement a accordé le logement et la nouriture à celles qui allaiteraient un deuxième nourrisson, n'a-t-il pas entendu que ce second élève serait soigné comme le leur propre, et aurait autant de droits à sa sollicitude. La plupart de ces femmes, réduites chez elles à la mendicité, sont très-bien nourries dans les hospices, où elles n'ont qu'à soigner leurs enfans, n'ayant à faire rien de pénible, et fatiguant beaucoup moins que le plus grand nombre de nos mères de famille, qui sont obligées de travailler pour vivre, de laver elles-mêmes les langes de leurs enfans, et de veiller enfin à tous les détails du ménage. Il est vrai que beaucoup ont la douleur de voir périr le fruit de leur tendresse et de leurs peines : aussi ai-je remarqué que rien n'était plus contraire à la sûreté, à la santé des enfans, à leur nombre, que la misère de cette classe laborieuse qui fait trop d'enfans pour pouvoir les faire vivre par l'assiduité de ses soins, ou qui ne gagne pas assez pour les nourrir tous et les entretenir sainement. Lorsque ces femmes, dis-je, veulent porter ensemble leurs deux enfans, les nourrices déjà anciennes les menacent, et les forcent, par la violence, à reporter dans leur lit ces petits infortunés, qui, tourmentés par les besoins ordinaires à leur âge, ne les voient satisfaits qu'après des cris redoublés : encore les nourrices n'en sont-elles averties que lorsque les filles de

service

service en sont incommodées. Qu'on juge maintenant si de telles nourrices conviennent aux enfans de la Patrie ! Ce sont ordinairement là les femmes mercenaires qui, absorbant, sans fruit pour la société, les avantages qu'on leur prodigue, retranchent, pour se nourrir, la faible portion du malheureux orphelin, et font ensuite un honteux trafic de leurs propres alimens. Ne soyez donc plus surpris, hommes sensibles, et secondez mes efforts pour arracher ces intéressantes victimes au sort funeste qui les détruit. Ajoutez à ces horribles détails les soins qu'on ne donne pas à ceux qui, surmontant tous ces dangers, sont affectés de quelques maux. Combien en est-il qui apportent, en naissant, le germe de maladies contagieuses, héréditaires ? Ne pourrait-on les sauver, comme tant d'exemples particuliers en fournissent la preuve ? J'aurai occasion de parler des moyens préservatifs de la contagion en faveur des enfans sainement nés, ce qui ne peut regarder que les administrations relatives aux nouveaux nés abandonnés.

Quoique tout ce que je viens de dire ne soit pas applicable aux particuliers en général, j'ai dû m'étendre sur les abus des hospices nationaux, pour réveiller l'attention des administrateurs de bonne-foi qui se confient trop aveuglément à des gens capables, à les en croire, de tout le bien possible quand ils sollicitent un emploi, mais qui ne tardent pas à dévoiler leur ignorance et leur défaut d'ordre dès qu'ils en sont pourvus. Heureux même si, débauchés effrénés, ils ne sont pas encore des fripons déhontés! C'est donc à ces administrateurs à surveiller eux-mêmes leurs agens, qui ne craindront pas les regards de la surveillance s'ils font leur devoir (1).

Les parens, les amis qui voudront élever un enfant privé du lait maternel, doivent être sûrs de réussir, s'ils veulent ne s'en fier qu'à eux-mêmes ; un domestique, quelque affectionné qu'il soit, est rarement, dans ce cas, susceptible de l'attention nécessaire. D'ailleurs, on a la faculté de la plus scrupuleuse et de la plus continuelle surveillance; c'est en s'y soumettant qu'on ne sera pas la dupe de considérations particulières, et que le maître et le domestique s'instruiront

(1) En général, il est certain qu'on ne veille pas assez sur ceux à qui sont confiés les enfans, les infirmes, les vieillards, les prisonniers et les fous.

à l'école de l'expérience. C'est dans cette vue que je vais commencer une éducation particulière, en présentant un enfant sortant du sein de sa mère, aussitôt l'application du bandage ombilical. Que l'on me suive dans le sentier que je vais tracer, et l'on aura la gloire d'offrir à la société un citoyen de plus, digne, d'après les soins qu'il aura reçus, d'en faire l'ornement, soit qu'il travaille à épurer les mœurs, soit qu'il se livre à la défense de son pays, au soutien des opprimés ou au développement des sciences (1).

(1) Ce n'est pas que je croie possible l'éducation uniforme pour les enfans : l'éducation, je le sais, sera toujours relative, 1.° à la fortune des familles ; 2.° aux pays que l'on habitera ; 3.° aux dispositions plus ou moins heureuses des élèves ; 4.° et enfin, aux fréquentations que nécessite l'exercice de la science que l'on donne à ses enfans. Les enfans de la patrie ont seuls droit à l'éducation uniforme ; et s'ils avaient le bonheur de recevoir cette éducation comme le veut la loi, les hospices qui leur sont destinés, offriraient, pour l'histoire, des résultats bien dignes d'une grande nation.

§. V I.

Règles particulières pour un nouveau né bien portant, qui vient de perdre sa mère.

Ce paragraphe, particulièrement relatif à un mari qui vient de perdre sa femme en couche, ou à celui dont l'épouse ne peut allaiter, est dédié à la tendresse paternelle, à ceux qui ne savent pas compter les sacrifices pour élever un enfant : leur tâche est pénible, je le sais ; mais quand on veut être père, lorsqu'au seul mot de *mon enfant* le cœur est agité par la plus douce émotion, on peut tout entreprendre pour un but aussi louable.

J'ai dit, dans mon premier paragraphe, que du choix d'alimens du goût des enfans, dépend leur bonne constitution ; c'est dans la nomenclature générale de ce qu'on peut leur administrer, que l'on devra choisir le mets qui paraît les flatter davantage, sans craindre qu'il puisse nuire, quand tout ce qui est nécessaire en aura confectionné la composition.

Il me reste maintenant à tracer la route que l'on peut suivre avec assurance : si, après tous ces soins, l'enfant vient à mourir, soyez sûr qu'il n'eût pas échappé ailleurs, et que la providence avoit fixé là le terme de sa vie: votre cœur sera exempt de reproche; car on a fait ce que l'on a dû, quand on a épuisé toutes les ressources de la tendresse paternelle.

Pour éviter des répétitions ennuyeuses et ne pas lasser l'attention de mes lecteurs, je n'indiquerai qu'une sorte de breuvage et une seule espèce d'aliment, sans ôter néanmoins la liberté de choisir ceux pour lesquels l'enfant marqueroit de la préférence: j'établirai aussi le degré de température dont on est le maître de fixer le taux dans une chambre; et pour cela je supposerai un enfant élevé en été (supposition que l'on pourra vérifier par la température des dortoirs des hospices), et dont l'allaitement naturel, reconnu impossible, exige les secours de l'art.

Aussitôt la sortie de l'enfant du sein de sa mère, et après l'application du bandage ombilical, on le dépose sur un oreiller; on l'y laisse jusqu'à ce qu'il se soit librement agité: les premiers mouvemens de l'enfant lui sont très-favorables; le changement de circulation qu'il éprouve, les lui rend nécessaires; et cet état de liberté tient infiniment à celui qu'il avait dans le sein de sa mère, avant l'évacuation des eaux de l'*amnios* : plus il restera dans cette position, plus on lui fera de bien. Les expériences que j'ai faites sur chacun des enfans que j'ai reçus, m'ont mis à même d'assurer le succès de cette conduite : on peut les laisser ainsi une heure et au-delà ; pour moi, je me permets de prolonger ce temps, pour jouir de la marche satisfaisante de la nature. Il est de ces jeunes enfans qui dorment deux heures et plus avant d'être couverts de leurs chemises et brassières. L'extrême différence de la peau de ceux-ci avec celle de ceux qui sont impitoyablement emmaillotés dès qu'ils voient le jour, me donne lieu de croire qu'une des causes principales de la mort des enfans du premier âge, est l'application inconsidérée des maillots.

Je viens de dire que l'enfant, placé sur un oreiller, dormirait quelques momens ; lorsqu'il s'éveillera, ou deux heures après s'il ne s'éveillait pas, on pourra commencer par le vêtir de sa chemise, de sa brassière et de son bonnet : on placera autour de lui une couche, fixée seulement sur un des côtés de la brassière par une épingle, la pointe toujours en dehors, après l'avoir fait passer au moins une fois en-dessous et en-dessus : cette précaution est indispensable pour empêcher l'enfant d'être piqué, et pour assurer la fixité de l'épingle.

L'enfant ainsi couvert, on lui donnera à boire un peu d'eau tiède édulcorée de sirop de guimauve ou de capillaire, afin d'exciter la sortie du *méconium*, dont la présence dans les intestins donne assez ordinairement la colique aux enfans : c'est pour en hâter la fin que je conseille de faire, pendant six ou huit heures ; usage de l'eau ci-dessus, édulcorée ou de sirop domestique, ou, à défaut de l'un et de l'autre, d'un peu de sucre ou de cassonade, et enfin, au cas où tous ces objets manqueraient, d'un peu de miel. Qu'on se garde sur-tout, pour les enfans naissans, et même pendant les premiers mois, d'user de sirop de chicorée, simple ou composé, d'huile d'amande douce ou autres : tout ce qui n'est pas simplement de l'eau édulcorée est contraire aux enfans. Je citerai ailleurs les cas où l'on peut leur donner des objets plus composés.

Sept ou huit heures après que l'enfant

inspire, il faut lui présenter une substance d'un caractère nutritif, pour s'approcher le plus près possible de l'ordre de la nature, par rapport au lait maternel: le premier et le deuxième jour, on étendra un tiers de lait dans de l'eau édulcorée; moitié le troisième et le quatrième; et à mesure que ce dernier avancera, on augmentera la quantité de lait, en observant qu'il soit toujours chaud et très-légèrement sucré.

Dès que l'on s'est imposé la tâche d'élever un enfant, il ne faut rien négliger pour favoriser son développement; et à cet effet, on ne perdra pas de vue qu'un enfant doit absorber la quantité proportionnelle de lait qu'il aurait pu prendre, pendant vingt-quatre heures, au sein de sa mère; et que cette quantité, ne laissant pas d'être assez considérable, il est indispensable de lui offrir fréquemment la nourriture qui lui est destinée (1).

(1) On remarque, en examinant la nature, que le premier mouvement d'un enfant à demi éveillé, est de teter: il faut donc, au moindre mouvement, lui présenter le biberon, que l'on dépose à cet effet dans un bain-marie pour lui conserver le degré de chaleur convenable.

Je recommande encore, comme une des choses les plus essentielles, de ne jamais laisser l'enfant mouillé sous lui, sur-tout pendant le jour ; et quand on est à sa portée, on connaît bientôt s'il s'est sali. C'est toujours avant qu'il boive ou qu'il mange qu'il faut le changer ; et ce soin sera susceptible de bien peu de peines et d'embarras, d'après la manière bien simple que j'ai indiquée pour son vêtement : le tout consiste à détacher une épingle.

Je prescris, comme une chose indispensable, de changer les enfans avant de les alimenter, parce que la contrariété que la plupart éprouvent pendant cette utile opération, leur est préjudiciable. J'ai observé, d'ailleurs, que ce mouvement dérangeaït l'ordre de la digestion : de là les vomissemens de lait caillé, qui portent à l'odorat une saveur acide et désagréable ; et les enfans chez qui ces accidens se manifestent, ont extraordinairement de peine à supporter la crise des dents. Ne peut-on pas en conclure que ces mêmes accidens donnent lieu au délabrement de l'estomac, qui doit être considéré, sous tous les rapports, comme le principal mobile de l'économie animale : je le compare au moyen d'une roue par rapport à son utilité. Quoiqu'il soit assez ordinaire que les enfans ne prennent que le teton de leur mère les premiers mois de leur vie, on est obligé de convenir que ceux qui en sont privés, sont plus avides à prendre d'autres alimens, non plus solides, car les premiers doivent être très clairs ; ce qui n'arriverait pas, comme je l'ai déjà dit, si la main qui tient le biberon avait l'attention et la patience d'une mère.

Dès que l'on s'aperçoit qu'un enfant absorbe une grande quantité de lait, on peut sans danger lui donner de la bouillie, ou lui préparer une petite panade très-claire, que l'on compose de deux onces et demie de pain blanc, une demi-once de beurre frais, quantité d'eau suffisante et un demi-scrupule ou douze grains de sel. En général, toutes les soupes d'un enfant doivent être très-douces. Dès qu'il a commencé à manger de la soupe, il faut lui en continuer l'usage, d'abord une fois les cinq ou six premiers jours, puis deux fois par jour la seconde et la troisième quinzaine, et ensuite trois fois, de sorte que l'on habitue ainsi son faible estomac à supporter la digestion ; et si à ce traitement on ajoute encore le secours du biberon, nul doute que la condition de l'enfant ne soit préférable à celle qu'il pourrait attendre des soins d'une nourrice, qui souvent n'a pas cette sensibilité, cette douceur et cette patience que l'engagement sacré qu'elle a pris devrait lui imposer.

Revenons au vêtement de l'enfant. Il est à craindre que l'esprit de routine ou le commérage n'influence sur ce point la sensibilité, et que l'enfant ne soit surchargé d'habillemens, du moins par les parties inférieures : que l'on se persuade bien que les mouvemens d'un enfant lui sont de la plus grande utilité, et qu'on ne lui laissera jamais trop tôt la facilité de marcher. Voici à cet égard la remarque que j'ai faite :

Dès l'âge de neuf à dix mois, l'enfant commence à vouloir se rouler : si ses pieds sont libres, il a bien plus de moyens de se cramponner, de joindre une chaise, de se lever, de se tenir sur ses jambes, et enfin de se hasarder à quitter un meuble pour en attraper un autre. C'est pour favoriser ces petites entreprises que je conseille d'étendre, l'hiver, dans les salles des petits enfans, des draps sur lesquels ils puissent agir à l'aise, et de mettre, dans ces salles, des poêles sur lesquels on placera de l'eau en évaporation : la chaleur qui doit régner dans l'appartement ôte l'inquiétude du froid. Il faut que l'enfant s'agite, et pour faciliter ses mouvemens, on doit ne pas le chausser trop tôt.

Il ne suffit pas de bien nourrir un enfant pour en faire un homme, il faut encore le tenir propre; de là je fais dépendre la seconde cause de son développement et de sa santé : il faut donc le soigner sous les rapports de la propreté.

Sa toilette consiste en une ou deux éponges fines, deux petites brosses (1), dont une à barbe et l'autre à soies raides et courtes, destinées à brosser la tête et à empêcher le séjour de la crasse. La brosse aux longues soies doit servir la première, et l'autre ensuite : il faut tremper l'une dans de l'eau où seront mêlées quelques gouttes d'eau-de-vie (2). Chaque jour on lui lavera la tête

(1) Il n'est pas urgent d'avoir en administration deux brosses par enfant; en les lavant chaque fois, deux suffisent pour tous.

(2) J'ajoute un peu d'eau-de-vie à l'eau, pour lui donner la vertu de la salive, si, suivant l'ordre

en relevant les cheveux en tous sens; puis on recommencera avec la brosse aux soies courtes, et on terminera par redresser les cheveux dans la direction que l'on veut leur donner. On passera chaque jour, matin et soir, un petit linge fin derrière les oreilles, afin d'empêcher la corrosion des humeurs âcres, ainsi que sous les bras, autour du cou et dans les plis des aines; on lui épongera tous les jours le siége et les parties sexuelles, au moins une fois, excepté quand il aura le ventre trop libre; il faut, en ce dernier cas, se livrer à ce soin plusieurs fois le jour. On observera, en faisant toutes ces choses, de même qu'en lui donnant à manger, de montrer à l'enfant un visage riant, de l'égayer par les petites expressions caressantes de la tendresse maternelle. Un ton brusque, un visage taciturne, l'inquiètent, l'effraient même; les impressions qu'il en reçoit, toujours nuisibles, finissent souvent par lui faire contracter des maladies dont on ne saurait calculer les suites.

Toutes ces précautions sont moins essentielles, lorsque le nourrisson est parvenu

naturel, les femmes s'en servaient pour décrasser la tête de leurs enfans.

au-delà de sa première année : mais il ne peut résulter qu'un bon effet de leur observation non interrompue, même après cet âge. Ceux qui entourent l'enfant nouveau né lui sont ce qu'est un accent rauque, étranger et inconnu, à un Français puriste, qui ne sait si ce qu'on lui dit est louanges ou invectives : le petit innocent croit voir dans un regard dur une expression malfaisante, et la sensation qu'il en ressent s'exprime par des yeux hagards et des cris d'effroi ; si la nourrice, en le changeant, vient à se piquer, se blesser ou se brûler, et qu'elle n'ait pas la force de lui dérober l'impression qu'elle éprouve, l'effet en devient le plus souvent terrible à l'enfant, parce qu'il fixe continuellement sa nourrice, dont la figure décomposée excite chez lui une dangereuse irritation. Telle est toujours une des causes principales des convulsions si fréquentes à cet âge, et contre lesquelles on ne peut trop prendre de précaution.

Lorsqu'à deux ou trois mois un enfant bien portant acquiert assez de connaissance pour tendre la main à ce que l'on mange, on craint pour lui les effets des alimens dont nous usons, et qui peuvent réellement lui être contraires, sur-tout lorsque l'on se pénètre de l'opinion énoncée par tant de célèbres observateurs de la nature, que cette dernière semble par-tout avoir destiné le lait maternel, ou au moins animal, pour seule et première nourriture de l'homme enfant. Cette assertion est convaincante dans les campagnes, où le lait est si commun, où le lait entre dans tous les repas, où le lait fait l'unique mets de la plupart des villageois. D'ailleurs, que pourrait-on y ajouter ou y substituer? des choux, du lard, des légumes secs, des pommes de terre? c'est à-peu-près là ce qui compose l'ordinaire des habitans des campagnes. Dans les administrations, où les préposés ne mangent pas devant les enfans, l'usage du lait est encore essentiel : mais dans les villes, dans nos foyers, où les enfans sont toujours dans nos bras et présens à nos tables, si par leurs gestes ils nous indiquent le desir de participer aux mets dont notre table est servie, y aura-t-il plus de danger à les refuser qu'à les contenter? Voilà la question que se font les parens. J'ai examiné ce qui se passe chez les enfans bornés au régime du lait et ceux qui mangent à-peu-près de tout, et voici le résultat de mes remarques : Ce que je vais dire contrariera les préceptes de plusieurs philosophes; mais je parle en père tendre et en observateur de la nature vivante, et non du fond d'un cabinet isolé; ce sont les impulsions paternelles et non les réflexions d'un célibataire. Ainsi donc, je pense que quoiqu'il ne soit pas raisonnable de croire que les enfans doivent et puissent manger de tout indistinctement, il n'est pas moins constant que ce qui est défendu par beaucoup d'auteurs, ne nuit nullement à leur développement. Mille expériences ont été suivies du succès le plus complet; et à la satisfaction de leurs tendres parens, des enfans livrés à une variété circonspecte d'alimens, sont devenus forts, robustes, et ont pris sous leurs yeux un accroissement salutaire, ont soutenu la crise de la dentition, preuve convaincante d'un bon tempérament. Qui pourrait anéantir cette preuve?

La première chose qu'un enfant demande en s'éveillant, c'est à manger; la sollicitude maternelle a su prévoir ses besoins en apprêtant d'avance la soupe ou la bouillie, qu'un peu de feu réchauffe en un instant; et l'enfant fait son premier repas. Bientôt après vient le déjeûner de la mère; le plus souvent

souvent du café le compose. Assis sur ses genoux, l'enfant chéri témoigne le desir de goûter à ce nouveau mets : on le refuse. Il s'impatiente, il crie, il pleure; et les larmes d'un fils sont si sensibles! la résolution est bientôt prise; le café est accordé. On en donne peu d'abord, pour ne pas l'incommoder : le lendemain l'on recommence; et bientôt on finit par le faire déjeûner comme soi-même. Le petit gourmand lui dispute alors les deux parts, heureux si la mère en obtient la moitié. Cette conduite n'a jamais eu de résultats fâcheux : j'ai cru, comme tant d'autres, qu'elle pouvait être dangereuse; mais l'expérience m'a fait renoncer à cette opinion, et je me suis rendu à l'évidence. Que d'autres soient inflexibles pour les fantaisies de leurs enfans; quant à moi, je déclare n'en pas avoir le courage, et je m'en trouve bien. Ce n'est pas cependant que l'on doive généraliser cet exemple pour toute sorte de nourriture; il faut, sans contredit, écarter avec soin tout ce que le faible estomac de l'enfant ne saurait supporter sans danger : une tendresse mal entendue ne doit pas aveugler sur ce point, ni exclure les précautions d'une prévoyance éclairée. On peut sans crainte donner du vin; il empêche, par son action, la naissance des vers dans l'estomac des enfans; et cette raison seule devrait en autoriser l'usage. Il est donc déjà certain que le café et le vin, loin de leur nuire, servent au contraire à les fortifier. Quant à la viande, ils en desirent comme de tout ce qu'ils voient; mais ils ne la mangent pas, et se contentent de la sucer : or, nul inconvénient à leur en donner, non par petits morceaux, parce que ne pouvant encore user de la mastication, ils courraient risque de se suffoquer en l'avalant. On fera mieux encore de leur tremper du pain dans les sauces, en y ajoutant un peu d'eau, pour corriger le sel et les épices. On peut aussi leur donner un peu de légumes bien cuits et écrasés, tels que des haricots verts ou secs, des féves, épinards, asperges, et des œufs à toute sauce, etc., etc. D'ailleurs, si à l'heure des repas domestiques l'enfant n'est pas affamé, et qu'on ait auparavant contenté ses besoins, il sera alors peu avide de vos alimens. Mais ce que l'on doit sur-tout lui refuser, c'est le café à l'eau, ainsi que les liqueurs, les glaces, les crêmes, les vins forts ou sucrés. On peut quelquefois lui donner un peu de confitures bien faites; mais jamais de poisson, dont l'usage est trop dangereux. Mon but n'est pas de présenter ici la nomenclature complète des alimens qui conviennent ou qui seraient nuisibles aux enfans de cet âge : c'est aux parens ou aux préposés à l'éducation physique des enfans, à faire à cet égard ce que la sagesse et la prudence leur suggéreront; la nature fera le reste.

§. VII.

De la manière de délivrer les alimens aux nouveaux nés rassemblés.

Dans les administrations relatives aux enfans abandonnés, il faut un ordre particulier, sans lequel l'existence du plus grand nombre est compromise. Je dirai ici ce que je crois être le plus favorable à leur développement, et je le ferai avec le plus de précision possible. Ceux qui sont préposés à leur sûreté, décideront eux-mêmes dans les cas particuliers; car il s'en rencontre où l'on ne peut rien déterminer qu'à l'instant qu'ils naissent.

J'ai déjà dit qu'il faut servir les enfans à mesure qu'ils mangent; j'en ai développé les raisons : j'ai fait sentir l'importance de s'assurer si les enfans recevaient la quantité d'alimens que l'on doit leur accorder ; il ne me reste plus qu'à indiquer l'ordre de les administrer, tant pour la quantité que pour la qualité.

La cuisine des enfans du premier âge doit être composée de manière à satisfaire le goût de tous. Comme ce soin n'entraîne aucune dépense particulière et n'exige que des égards, et que je crois qu'à ce sujet on ne doit en épargner aucun, je suis d'avis qu'on doit varier les alimens, si les enfans s'en trouvent mieux. Ainsi, l'on apprêtera pour leurs repas, de la panade, de la bouillie de farine de froment, du vermicelle, de la semoule ; on aura pour breuvage du lait de vache pur, afin de le couper, selon l'exigence des cas, avec de l'eau de froment, d'orge, de miel, de bouillons de viande et de légumes, toujours déposés à l'office destiné aux enfans. Ces choses pouvant se prendre sans mélange, il est utile d'en être pourvu.

Je dirai, dans le chapitre où je traiterai de leurs maladies, les cas où le lait doit être coupé d'une de ces choses. En même temps que l'on veillera à ce que l'office soit garni de tous les objets que j'ai cités, il faudra toujours avoir de l'eau sur le feu, dont les enfans rendent l'usage aussi essentiel que continuel.

§. VIII.

Du temps où l'on doit donner aux enfans du premier âge, des alimens solides.

Les alimens solides se donneront trois fois par jour (1), à six heures du matin, à midi et à six du soir, bien entendu qu'il faudra observer la progression dont j'ai parlé à l'article de la nourriture particulière, sans donner d'abord trois fois des alimens à celui qui commence à manger, ni aussi épais et en aussi grande quantité. Quant aux breuvages à donner aux enfans privés de leurs mères ou nourrices, le lait occupe le premier

(1) Les personnes préposées pour élever les enfans abandonnés, ont eu lieu de remarquer qu'il en existe qui, indépendamment des trois soupes, reçoivent encore autant de lait que d'autres à qui la moitié de tout suffit, et ont une digestion si facile qu'une ou deux soupes de plus par jour leur devient nécessaire, loin de les incommoder. C'est à ceux chargés de les nourrir, qu'il appartient de saisir toutes les occasions de s'assurer de ce que peuvent prendre, sans danger, les enfans qui sont les plus avides à recevoir ce qu'on leur présente.

rang, on le donne ordinairement pur aux enfans de huit à quinze jours. On choisit, comme le plus facile à se procurer, celui de vache, qui, généralement considéré, convient le mieux; on le donne pur ou coupé, selon l'état où se trouve l'enfant. Je dirai ailleurs ce qui oblige de le couper, et ce qu'opère l'espèce de substance que l'on y incorpore. Quant un enfant boit et digère bien, il jouit de la santé; mais si le lait pur ne passe pas, que l'enfant le rejette caillé, alors il faut le lui couper de manière qu'il ait plus de légèreté, sans cependant qu'il perde la faculté de nourrir qu'il avait étant pur; on le coupe avec de l'eau de froment, de semoule, de pain, avec du bouillon gras ou maigre : dans les premiers mélanges, on ajoutera un peu de sirop domestique ou un morceau de beurre.

En général, lorsque l'on se décide à couper le lait des enfans pour les nourrir, il faut y être déterminé par une cause particulière, que le médecin doit juger, dans les hospices nationaux.

§. IX.

De la nature que doit avoir le lait destiné aux enfans, dans les hospices publics.

Le lait, par sa nature, peut occasionner

beaucoup d'accidens aux enfans, comme aussi leur faire tout le bien possible. La nourriture des vaches, l'exercice qu'on leur donne, les herbes qu'elles rencontrent, donnent à leur lait divers caractères plus ou moins nourrissans, plus ou moins malfaisans, qu'il faut savoir reconnaître. Comme cela dépend de la manière dont elles sont traitées, il suffira d'indiquer l'ordre que l'on doit apporter à la nourriture des vaches.

Dans les grandes villes, où elles sortent peu, leur lait occasionne aux enfans qui le reçoivent, une mauvaise digestion : ce lait procure, par son âcreté, des coliques; et si on en continue l'usage, il produit des obstructions, la jaunisse, des éruptions, enfin, des engorgemens de tout genre. Il faut donc que les vaches aillent aux champs, et y restent autant que les saisons peuvent le permettre : on évitera sur-tout de donner aux vaches une trop grande quantité de salade, choux ou herbes potagères; cette nourriture, si elle était unique, donnerait au lait un caractère aqueux, moins nourrissant, et qui occasionnerait aux enfans des faiblesses, des maux de cœur, des coliques, le dévoiement; les urines et les déjections deviendraient âcres, irritantes, et enflammeraient les parties intérieures et extérieures : de là, le marasme, les maladies des os, les fièvres lentes et intermittentes, le dépérissement total, et enfin la mort.

Ce que je dis ici par rapport au lait des vaches mal nourries, est en quelque sorte applicable au lait qui se distribue dans les différens établissemens publics, où il est, en passant par les mains de filles égoïstes, altéré par le mélange de l'eau. Cet effet est aussi remarquable chez les enfans de nourrices enceintes, ou attaquées de maladies aiguës, ou fatiguées de longues routes et de travaux, ou mal nourries, etc. Quoique je me fusse proposé de tracer un mode d'organisation particulière pour éviter l'altération du lait, je sens que ce serait un travail inutile sous deux rapports : 1.° si le gouverneur est honnête homme, il pourvoira, eu égard à la localité, à ce que les alimens destinés aux enfans soient conservés sains ; 2.° si les femmes-chefs sont elles-mêmes sobres et attentives, elles surveilleront les filles de service, selon l'intérêt qu'elles prendront aux faibles et intéressantes créatures qui leur sont confiées.

§. X.

De la propreté nécessaire aux enfans abandonnés, dans les hospices publics.

J'AI déjà dit que la nourriture des enfans du premier âge ne suffisait pas pour opérer en eux un heureux et parfait développement; mais que de la propreté aussi dépendait une bonne santé : je vais donner ici les préceptes à suivre à cet effet dans les salles.

Rien n'est plus contraire aux enfans que d'être mouillés dans leurs lits; cela change l'ordre des digestions, qui se font mal; bientôt l'estomac, dénué de ses fonctions, se détériore : de là, les fièvres longues, les mélancolies, les dévoiemens, la perte d'appétit, le marasme, le rachitisme, et souvent enfin la mort, qui arrive ordinairement à la sortie des dents, parce que les enfans n'ont plus alors la force d'en supporter la crise.

Il faut que les salles des enfans soient bien aérées, disposées de manière qu'à une de leurs extrémités, ou dans le milieu, il se trouve une étuve destinée à faire sécher les petits paillassons servant à changer les enfans, qui doivent en avoir chacun deux, numérotés comme le lit auquel ils servent, ainsi qu'un nombre suffisant de couches : ces couches doivent, lorsqu'on les lave, être frappées à coups de battoir, afin de les amollir; autrement, quelque fine que soit la toile, elles seraient toujours dures et mal-saines. Il faut toujours en être muni pour pouvoir tenir les enfans séchement. Au principal, les lits des enfans seront composés d'une couchette garnie d'une paillasse de longue paille, de deux paillassons de paille d'avoine, d'un petit oreiller de laine ou de paillette, d'un petit drap pour l'oreiller seulement (il ne faut pas le laisser descendre plus bas que l'oreiller, pour éviter de le changer chaque fois que l'enfant aura mouillé), d'une couverture de laine garnie d'un petit drap qui s'étend jusqu'au bout du lit; quoique celui-ci soit par fois mouillé, il l'est infiniment moins souvent que celui de dessous, s'il allait jusqu'au bout du lit.

Les lits ainsi composés, si les enfans ne sont vêtus que comme je l'ai dit plus haut, il sera toujours très-aisé de les tenir proprement. Les filles ayant près d'elles le nombre de couches dont elles peuvent avoir besoin, prendront à l'étuve le paillasson retiré précédemment, ôteront l'épingle fixée sur un des côtés de la brassière de l'enfant, l'enlèveront, déplaceront le paillasson mouillé pour y substituer le sec, lui donneront ce qui lui sera nécessaire et le recoucheront. On observera toujours de ne pas le faire boire avant cette opération de propreté, attendu qu'on doit remarquer qu'en agitant les enfans après qu'ils ont bu, cela les fait rejeter, ce qu'il faut éviter le plus possible.

Quoique l'on soit dans l'usage de ne donner à manger aux enfans qu'à des heures déterminées, il n'en faut pas moins les changer chaque fois qu'ils ont mouillé, ce qui arrive assez ordinairement toutes les fois qu'ils s'éveillent : si les filles de service s'appliquent à ce soin, vous entendrez rarement crier les enfans; mais avant de les recoucher, il faut les faire boire, sans quoi ils crieraient. Il faut, pour le bien des enfans, rendre en quelque sorte les chefs responsables, et qu'il y en ait deux par salle, qui se relèveront de trois en trois heures, et de six en six pour la nuit.

Pour obtenir cette responsabilité, il faut que le gouverneur visite les salles, et que par une sage application de son autorité, il veille à ce que les enfans confiés à sa vigilance ne manquent jamais tant des choses nécessaires à leur nourriture, que des autres soins domestiques. Il est indispensable d'ailleurs que ce gouverneur soit médecin, afin qu'il puisse toujours juger de l'état de santé des enfans : c'est à l'honnête médecin à qui cette tâche pénible est offerte, de ne pas accepter s'il n'a ni le courage, ni l'intention de donner à ces enfans le temps de deux ou trois visites par vingt-quatre heures, sans parler des cas particuliers, qui sont et doivent être nombreux chez les enfans, lorsque les chefs sont attentifs.

Je ne m'étendrai pas davantage sur l'absolue nécessité que le gouverneur des enfans du premier âge soit médecin; il suffit de dire que de cette mesure dépend l'existence de la grande majorité, et que de ne pas s'y soumettre c'est la vouer à la mort.

Quant à l'ordre qu'on doit établir entre les filles de service, je pense qu'il est aussi avantageux pour elles que pour les enfans, de les soumettre à l'alternat comme les chefs : en supposant huit filles, il y en aurait toujours quatre, dans le jour, autour des enfans, excepté aux heures des repas et du grand *change* ; ce qui donnerait un repos-

relatif au travail, généralement très-fatigant lorsque l'on fait son devoir.

Il faut, pour la plus grande pureté de l'air qui doit régner dans les salles des enfans, veiller à ce qu'aucun coin ne serve à déposer les linges sales, ou qu'il n'y ait des eaux stagnantes (sur-tout la nuit), ce qui augmenterait le méphitisme inséparable des lieux où il y a plusieurs lits occupés.

Je crois devoir ajouter, quant à la propreté, le dispersement des grands lavages (1); ils nuisent assez ordinairement aux enfans, sur-tout à ceux qui sont faibles : il faut se contenter de laver et éponger les parties gâtées de la salle. L'essuiement est en général suffisant, s'il existe des paniers pour recevoir les couches à mesure qu'on les retire des lits : un enfant peut vomir, une portion d'alimens ou toute autre chose peut tomber et salir le carreau; et dans ce cas, il faut le laver partiellement.

Indépendamment des *changes* particuliers,

(1) J'ai remarqué à l'hôtel-Dieu de Paris, où j'ai exercé sous les célèbres Féraud et Desault, que les jours de lavage il mourait beaucoup plus de monde, ce qui avait sans doute déterminé Desault, d'intéressante mémoire, à les défendre.

il doit se faire chaque jour, et sous la surveillance des chefs, celui qui consiste à éviter l'amas de la crasse sur la tête des enfans, derrière les oreilles, dans les plis des aines, qui occasionnerait des engorgemens, soit aux yeux, au cou, ou des coupures douloureuses qui ôteraient le repos aux enfans. C'est à l'humanité des préposées à ces soins, à y mettre la douceur et les précautions indispensables à la sûreté des enfans. Il est essentiel d'établir les maisons destinées aux enfans abandonnés, dans des lieux très-aérés, à la campagne, où il y ait des jardins, partie en gazons, pour servir à ceux qui commencent à se soutenir.

En hiver, on ne pourrait laisser aux enfans la liberté de vêtemens qui leur convient, si on n'échauffait pas leurs salles à une température convenable. C'est pour qu'ils souffrent peu du changement des saisons que j'indique des poêles toujours suffisamment chauffés pour chasser le froid : on placera dessus une cuvette de tôle battue, remplie d'eau en évaporation. On veillera, comme en été, à la propreté des salles : pour neutraliser lesvapeurs alcalines, on fera évaporer chaque jour, à différens points des salles, du vinaigre bouillant dans des vases assez grands pour empêcher qu'il n'en tombe dans le feu; on disposera, dans les salles, des tapis de toile pour procurer aux enfans de neuf mois et au-dessus, les moyens de se rouler quand ils en auront la force. L'usage des bracelets (1) est indispensable ; ils devront être libres et renouvelés à mesure que les enfans deviendront plus forts. Il importe à la société que ce genre de service se fasse avec le plus grand soin; on se plaint du peu d'ordre qu'on y met aujourd'hui. *Mais*, répond-on, *à quoi bon ce soin, puisque les enfans meurent....*

§. XI.

Des Biberons.

Il est généralement reconnu que plusieurs enfans, provenant de différentes mères, ne peuvent avoir les mêmes humeurs ni les mêmes dispositions physiques; ce qui doit nécessairement établir envers tous un ordre de conduite individuel, afin de ne pas confondre le caractère des humeurs des uns et des autres. C'est pour cela qu'il faut que chaque biberon affecté à tel ou tel lit, ait une forme variée; on pourra remarquer, selon leur nature, la quantité de lait que l'enfant absorbe, et

(1) Pour indiquer les noms.

pour cet effet ils doivent être de verre, afin que l'inclinaison de la liqueur serve de degrés à ce baromètre nutritif pour l'appétit et la santé de l'enfant, en modérant diversement, selon leurs goûts, la quantité qu'ils prennent, pour leur éviter le dégoût; autrement ils seraient repus, finiraient par n'en plus vouloir du tout, et mourraient d'inanition. Ce que je dis par rapport à la quantité est aussi applicable à la température des liqueurs et boissons: un aliment trop chaud ou trop froid, rebute également l'enfant; et cette remarque s'offre tous les jours dans les hôpitaux, par l'inattention des filles de service: c'est donc une nouvelle surveillance à recommander aux administrateurs de ces maisons.

Les biberons doivent être de verre, pour les raisons dont j'ai parlé plus haut, c'est-à-dire, pour savoir ce que les enfans boivent et ce qu'ils doivent boire, et sur-tout pour être à même de ne donner à ces vases que l'inclinaison nécessaire pour éviter de faire arriver à la bouche de l'enfant trop de lait à la fois, ce qui le dégoûte absolument et n'est pas une des moindres causes de mortalité dans les hospices nationaux, si l'on y ajoute,

ajoute, sur-tout, la brusquerie de certaines femmes, qui brûlent les enfans, et la gourmandise des autres, qui les privent de leur nourriture, etc., etc.

Un biberon ordinaire doit contenir environ huit onces : il sera étiqueté du numéro du lit auquel il est affecté, bouché d'une éponge fine dont une partie, grosse comme une aveline, sortira du vase : cette éponge sera traversée d'un tube de plume, et coiffée d'un linge fin et blanc, attaché par un cordonnet de fil; enfin, pour éviter qu'il ne s'y dépose aucun corps étranger, ou mal-propre, on recouvrira le tout d'un bouchon *longuet* de carton ou de tôle, mais plutôt de tôle que de carton, qui pomperait l'humidité de l'éponge, acquerrait une mauvaise odeur et la transmettrait au linge intermédiaire, ce qui nécessiterait un fréquent changement : d'ailleurs en préférant le métal, on pourrait donner au numéro plus de fixité en le frappant dessus; il ne serait exposé ainsi ni à se perdre, ni à s'effacer lors du goupillonnage, sur-tout si l'on prenait la précaution de l'attacher au vase.

Ce biberon, ainsi disposé, pourra conserver un degré de chaleur convenable, en établissant au milieu de la salle un *cendrier igné*, surmonté d'une cuvette divisée par cases remplies d'eau, où l'on placera les biberons, qui seront toujours également chauds, et tiendront ainsi la nourriture des enfans dans l'état nécessaire pour leur être presentée au moment de leurs besoins.

§. XII.

Du goupillonnage.

On entend par ce mot tout ce qui est relatif à la propreté des biberons : comme ils sont destinés à contenir le plus souvent du lait, quelquefois d'autres boissons, il est essentiel de les tenir toujours très-propres ; autrement, l'aigreur qu'acquerraient les dernières gouttes des liqueurs consommées, se communiquerait à celles qui succéderaient, et leur ferait contracter un goût étranger, si ces liqueurs n'étaient pas les mêmes que les précédentes. C'est pourquoi, lors du goupillonnage, il faut qu'une des préposées en chef, accompagnée de deux filles portant un seau d'eau froide et un d'eau chaude, avec un goupillon, fasse laver dans la dernière et rincer dans l'autre les vases, bouchons et éponges, après quoi on essuiera le tout, et les éponges seront pressées dans un linge blanc.

Cette opération sera recommencée en tout ou en partie, selon qu'il faudra remplir les biberons ensemble ou partiellement, ce qui est en raison du plus ou du moins d'alimens que les enfans seront dans le cas de recevoir.

Si tous les soins que j'ai indiqués pour la propreté des biberons, sont exécutés, il n'est pas douteux que les enfans de la patrie ne s'en ressentent avantageusement : on s'apercevra aisément que c'est l'unique moyen d'empêcher qu'un enfant sain, puisse, par la succion, absorber la salive vicieuse d'un autre enfant, inhérente à l'extérieur du biberon, s'il servait à plusieurs ; et enfin d'éviter qu'il ne contracte les humeurs vérolíques ou dartreuses, scorbutiques ou cancéreuses de ceux mal-sains.

§. XIII.

Des soins à donner aux enfans nouveaux nés privés du lait maternel, et faibles, quoique d'ailleurs en bonne santé.

Parmi les enfans qui sont confiés à la bienfaisance publique, il en est dont la faiblesse ne permet l'espoir de leur conserver la vie que par les soins les plus assidus : ces petits infortunés, dont la majeure partie mourrait entre les mains maternelles, périssent tous dans les hospices publics, parce qu'on les prive des secours les plus urgens qui seuls les eussent sauvés. C'est pour éclairer les protecteurs de ces êtres faibles que je fais cet article : je les invite à ne pas se décourager; il faut que l'humanité le dispute à la mort; et pour se consoler de n'en pouvoir, malgré leurs soins, sauver qu'une partie, qu'ils visitent les hospices nationaux, où pas un n'échappe.

Les enfans faibles en naissant, marquent la plus grande indifférence à recevoir le lait qu'on leur présente; ceux même qui ont le sein de leurs mères, trop faibles pour pouvoir teter, meurent de faim au milieu de l'abondance : cependant on les eût sauvés si on leur eût administré les secours dont je vais parler. J'ai toujours remarqué que les enfans faibles ne tiraient point avantage des ressources du lait maternel, parce qu'on éloignait les moyens artificiels, ordinairement prodigués aux enfans sans mère; ce sont ces derniers, sur-tout, que je recommande à la bienfaisance humaine, à la sollicitude de l'autorité, et j'y coopère en indiquant les moyens de les arracher à la mort.

Si, comme je l'ai déjà observé, les maillots sont dangereux pour les enfans, à plus forte raison le sont-ils pour ceux qui sont faibles; il faut seulement les tenir chaudement sur de bons oreillers, afin de leur faciliter les mouvemens dont ils sont susceptibles; il faut en confier la garde aux plus doux, aux plus patiens, afin de s'assurer qu'ils prendront un peu de nourriture, qui doit consister, les premiers jours, dans un peu de lait coupé, légèrement édulcoré, pour lui en donner de suite en suite de plus de consistance. Quant à ceux qui ne peuvent vivre par la succion, on doit y pourvoir en leur faisant parvenir dans l'estomac, sans qu'ils soient obligés de l'attirer, ce qui doit les nourrir.

Les soins qu'on doit à un enfant naissant, dont les forces ne lui permettent pas d'opérer la succion, consistent à lui incliner le biberon au-dessus de la bouche, de manière que le contenu puisse couler par sa pesanteur seule, sans le secours de l'attraction, par les pores de la petite éponge et le petit tuyau qui la traverse : il suffira d'en laisser fluer à-peu-près quatre cuillerées, goutte à goutte, dans la bouche de l'enfant, qu'on tient ouverte par des moyens de patience et de douceur; on recommencera deux fois par heure cette opération, jusqu'à ce que l'enfant, ayant acquis un peu plus de force, soit en état d'attirer lui-même la substance nutritive; on essaiera souvent pour s'assurer du rétablissement de ses forces. On a observé que l'on pourrait se servir d'une cuiller; j'ai remarqué, moi, qu'une cuiller laissait échapper, par ses côtés, la plus grande partie de ce qu'on administre à l'enfant, ce qui empêche de s'assurer de la quantité qu'il a prise; il est donc préférable d'user du biberon, tant pour pouvoir juger ce que reçoit l'enfant, que pour justifier sa tâche auprès des chefs.

Si, malgré l'assiduité et la patience, on ne pouvait en faire passer une quantité suffisante pour être rassuré sur le sort de l'enfant, ce serait le cas de donner le lait pur ou de le couper avec de l'eau de froment édulcorée, ou le bouillon de pois secs, de lentilles, même de viande, après l'avoir passé. Je fais donner avec succès la crême de pain; je la fais disposer ainsi qu'il suit: Dans une pinte de lait non écrêmé, je fais bouillir quatre onces de mie de pain blanc rassis émiées; je passe le tout avec légère expression à travers un linge neuf, puis j'y ajoute deux onces de sucre. Je fais celle de pois ou lentilles, lorsque je manque de lait. On doit lui en donner le plus souvent possible, ne fût-ce qu'une cuillerée à bouche de temps en temps; et s'il en reçoit suffisamment, on ranimera les forces de l'enfant, et l'on aura l'espérance fondée de rendre à la société un citoyen.

Là se bornent, à-peu-près, les soins à administrer aux enfans faibles; il ne s'agit (et c'est le *nec plus ultrà* de cette science) que de les leur donner réellement. Du reste, les secours particuliers sont les mêmes que ceux que l'on donne aux autres enfans.

§. XIV.

Notes sur quelques maladies des enfans nouveaux nés, privés ou non de la nourriture maternelle, applicables aux maisons nationales.

DANS les soins que l'on doit aux enfans de la patrie, on comprendra les secours de santé : les enfans, toujours si faibles à cet âge, courent ordinairement de grands dangers dans les plus petites maladies; les prévenir ou en empêcher les progrès, c'est la tâche du médecin qui doit les soigner. Il est généralement reconnu qu'outre les maladies des adultes, les enfans sont encore sujets à celles qui résultent de la pousse des dents, à la gourme, aux convulsions, à la petite vérole, etc. etc. Quoique cet objet ne regarde pas cet essai, je ne puis cependant m'empêcher d'en dire quelque chose. Je me garderai bien de convenir de ce qu'ont dit quelques médecins (même d'un certain mérite) que les maladies des enfans doivent être livrées aux soins uniques des mères et des nourrices; je soutiens, au contraire, qu'il faut être très-actif à en connaître les causes, si l'on veut en sauver le plus grand nombre. Ce qui me dispense de m'étendre beaucoup sur cet article, ce sont les remarques que j'ai déjà faites sur certaines causes des maladies des enfans, telles que le caractère des nourrices, celui des nourritures, celui de l'air qu'ils respirent, etc. etc. Dès qu'une cause est reconnue, il faut l'attaquer et la détruire; on a les moyens d'en connaître les détails à l'aide de ce petit ouvrage, dont on pourra, en y prenant garde, faire une juste application pour tous les besoins des enfans qui nous appartiennent ou qui nous sont confiés. Je vais faire une courte analyse des maladies dont j'ai parlé, et présenter les moyens curatifs propres à les détruire.

§. XV.

De la gourme.

La gourme est une éruption causée par la crasse dont la tête des enfans est couverte. Des personnes ont pensé qu'il y avait du danger à les en guérir : ce serait rappeler une grande erreur que de croire que tous les enfans doivent en avoir, quoiqu'il en existe à qui elle naît avec eux ; on peut cependant, sans danger, donner à ceux qui en sont affectés, quelque dépuratif approprié à leur constitution, pour user ensuite de répercussifs plus ou moins vifs. Ainsi donc, sacrifiant d'antiques préjugés aux succès réitérés, je conseille d'en tarir la source : la crasse, germe de nombreuse maladies, après avoir couvert la tête, se propage jusque sur les sourcils; l'exsudation à laquelle elle donne naissance est une sanie fétide qui corrode toutes les parties où elle séjourne, telles que le derrière des oreilles, etc. etc. Cet accident fait souffrir les enfans au point de leur donner la fièvre; d'où résultent les pertes d'appétit, le dévoiement et les déjections âcres, qui enflamment les intestins, irritent les parties extérieures qu'elles touchent, ajoutent à leur rougeur une inflammation plus ou moins vive; les cuissons sont cruelles, les urines les augmentent, l'enfant succombe, et l'on rejette tout sur les dents. Combien de maladies négligées sont attribuées à cette dernière cause! Il n'est pas douteux que la dentition soit fatale aux enfans, mais elle n'est pas telle qu'elle puisse faire succomber (dans nos maisons par exemple) les quatre cinquièmes des enfans; l'expérience, au contraire, démontre à l'évidence que la plus grande partie ne meurt que faute de soins.

Bien que l'on guérisse l'exsudation dont est question, par divers moyens, je vais détailler celui que je mets en usage.

Je fais boire, autant que possible, une tisane de fleur de sureau, sur une chopine de laquelle j'ajoute deux onces de sirop des cinq racines; je fais laver la tête de l'enfant avec une éponge imprégnée d'abord d'eau et d'eau-de-vie, pour de suite en suite diminuer celle-là et augmenter celle-ci; je le purge avec du sirop de rhubarbe, ainsi préparé :

Rhubarbe concassée, depuis 24 grains jusqu'à un gros (suivant l'âge), bouillie dans trois ou quatre cuillerées d'eau et une once de sucre; je passe le tout à travers un linge, faiblement exprimé, et fais prendre ce purgatif de trois à quatre jours de distance, trois ou quatre fois.

Dans l'intervalle des purgatifs, si la gourme ne guérit pas, je me sers d'eau vulnéraire spiritueuse, pure, pour terminer la guérison. Les parties corrodées, sur lesquelles il serait dangereux de mettre des spiritueux purs, seront ointes et couvertes de baume samaritain, ainsi préparé dans un mortier de marbre :

Vin vieux, deux onces; huile d'olive, deux onces et demie; eau vulnéraire spiritueuse, une demi-once.

J'ajoute quelquefois les bains chauds et entiers.

§. XVI.

Des dévoiemens.

Les causes des dévoiemens auxquels les enfans sont sujets, sont infinies. En convenant de la destruction des effets par celle des causes, je prescrirai un moyen simple pour les cas où, les causes détruites, les parties auraient cependant besoin d'être rétablies; mais les difficultés étant nombreuses pendant les premiers mois, j'indique les moyens de mêler dans les alimens les médicamens nécessaires.

Il faudra que les pharmacies des hospices soient pourvues de gelée de corne de cerf, afin d'en pouvoir déposer soit dans le lait, soit dans les soupes ou potages des enfans. Voici la manière d'en user. On fera bouillir, dans trente cuillerées d'eau, jusqu'à réduction de vingt, vingt gros de corne de cerf philosophiquement préparée; et quand il faudra en mettre dans les alimens des enfans, on se servira d'une cuiller contenant un gros de corne de cerf, et on l'étendra dans ces alimens, s'ils sont préparés pour la journée; si la préparation n'a lieu que pour un repas, on en mettra moitié moins. Au cas où les enfans peuvent boire, on délaiera la cuillerée de gelée dans une chopine d'eau de mie de pain blanc, dans laquelle on ajoutera suffisante quantité de sirop de capillaire, ou du sucre, mais toujours assez pour exciter l'enfant à boire; on peut aussi y joindre une once d'eau de fleur d'orange. Les circonstances où il faut user de narcotiques sont rares, et l'usage en est pernicieux; les particuliers ne doivent y recourir que d'après l'avis exprès du médecin.

§. XVII.

De la coqueluche.

CETTE maladie, dont les enfans sont par fois affectés, est terrible par la violence des accidens qu'elle entraîne : connue de tout le monde, il est inutile de la décrire; il suffit de dire qu'elle est contagieuse, et qu'on doit engager les personnes chargées de plusieurs enfans, à les séparer du lieu où ils sont d'habitude. Les sentimens des médecins sont très-variés sur cette maladie, les uns l'ont traitée comme catarreuse, les autres comme nerveuse; les premiers ont donné les adoucissans et n'ont pas guéri, beaucoup ont donné des évacuans, tels que l'ipécacuanha, l'émétique: mais il est des enfans qui sont, quoiqu'affectés de la coqueluche, trop jeunes pour être soumis à ces remèdes curatifs. Voici ce que je fais; d'autres médecins ont aussi cette pratique, et s'en trouvent bien.

C'est de ne pas soumettre au régime les enfans affectés de cette maladie; il faut au contraire les bien nourrir, leur donner des fruits, même acides (1), à manger; leur faire boire de l'eau de groseilles, de la limonade, et leur donner une cuillerée, à chaque crise ou d'heure en heure, de la potion suivante, laquelle m'a parfaitement réussi auprès des enfans trop jeunes pour être soumis à l'usage d'aucun breuvage qui ne serait pas de lait ou de bouillon.

Dans quatre onces d'eau commune,
Vinaigre . . . . une once.
Sirop diacode . . . . deux onces.
Kermès minéral . . . . . . deux grains.

Je fais tenir la tête chaudement; et cette maladie, qui se prolonge souvent de trois jusqu'à six mois, se guérit dans les quinze à vingt jours. Lorsque les enfans ne veulent rien prendre de ces choses, je fais faire cent pastilles au citron, auxquelles je fais ajouter vingt grains de kermès minéral; j'en fais prendre huit par jour, en quatre fois, aux enfans de dix mois jusqu'à vingt, dix jusqu'à trente mois : mais après cet âge, il est rare que les enfans refusent de prendre la potion

(1) Voyez Leroi, professeur aux écoles de médecine.

que j'ai indiquée, à laquelle j'ajoute suffisamment de sucre pour exciter à la prendre. On peut donner un peu de potion et quelques pastilles, et je promets une guérison sûre et prompte.

§. XVIII.

De la toux.

LORSQUE les enfans ne sont qu'enrhumés, le régime humectant et adoucissant est à préférer. Je donne assez ordinairement le lait coupé de bouillon gras, la tisane faite avec l'hysope, miellée, ou la guimauve guimauve, l'eau de son lavé, la tisane de fleur de coquelicot; je continue l'une ou l'autre, selon le goût des enfans : mais lorsque la toux est telle que les crachats sont teints de sang, que la poitrine s'enflamme, j'ajoute à une de ces tisanes, si je ne donne celle faite de gomme arabique, la potion suivante, que je fais prendre d'heure en heure :

Eau commune . . . . . . quatre onces.
Gomme arabique . . . . deux gros.
Sirop de guimauve . . . deux onces.
Eau de fleur d'orange distillée. demi-once.

On peut aussi donner des potions huileuses, des loks, enfin tout ce qui peut amollir.

Lorsque le ventre est serré, vous ajoutez à la potion béchique quelques grains d'ipécacuanha, ou un grain ou deux de kermès minéral; il faut, en outre, tenir les enfans très-chaudement.

§. XIX.

De la petite vérole.

La petite vérole des enfans est trop commune pour la décrire: on sait que c'est une éruption contagieuse, souvent maligne, quelquefois bénigne, qui se manifeste par des pustules rouges à quelques parties du corps, précédées de fièvre plus ou moins vive, de maux de tête, d'envies de vomir.

Mon but n'étant que d'indiquer les premiers dangers des enfans du premier âge, je devrais me dispenser de traiter de cette maladie; mais je suis si scandalisé de la manière dont on se conduit envers les enfans qui en sont attaqués, que je me trouve forcé de donner la méthode de les soigner, c'est-à-dire, de leur administrer ce qui leur convient. Ma conduite auprès des personnes affectées de la petite vérole, ayant été suivie du plus brillant succès, je dois, par reconnaissance, transmettre le conseils du docteur Rollin,

professeur

professeur des maladies des femmes et des enfans, et donner aux préposés des hospices destinés aux enfans de la patrie, les moyens d'étendre les bienfaits de ses leçons.

Appelé auprès d'un malade en qui je reconnais les symptômes de la petite vérole, s'il est d'un tempérament sanguin et que la fièvre soit ardente, je le saigne à un bras, et je l'évacue deux heures après, s'il a la raison suffisante, par l'usage d'une eau minérale; j'ordonne ensuite l'usage d'une tisane de chiendent, de bourrache, d'oxymel simple, aiguisée de sel de glauber, et, suivant l'abondance des évacuations, j'ajoute ou non le tartre stibié. J'ai souvent administré, par intervalles, une tasse de tisane tempérante; j'ai toujours fait prendre les lavemens, simples ou émolliens, fait mettre pendant toute la crise, même jusqu'à la fin, les pieds et les jambes dans l'eau d'herbes émollientes, chaude, deux ou trois fois le jour, au moins une heure chaque. Si, malgré ces soins, les vaisseaux du cerveau restent engorgés, que le malade ait le délire, qu'il n'évacue point, que la figure demeure très-enflammée, c'est le cas d'appliquer à la partie interne des deux jambes un vésicatoire, que l'on recouvrira, pour opérer plutôt, d'un cataplasme émollient et mollet. Quoique ce cas soit excessivement rare, il faudrait, si la trop grande jeunesse de l'enfant faisait balancer pour les vésicatoires, lui appliquer deux sangsues à l'anus : il en faut quatre pour un enfant de six à huit ans, six jusqu'à quinze ans. Mais on peut se rassurer sur ce point ; car jamais les vaisseaux du cerveau ne sont engorgés quand on suit cette pratique; et dès le cinquième ou sixième jour le dégorgement est total : le malade en est quitte pour avoir les pieds très-sensibles, en raison de la quantité de pustules qui s'y sont fixées ; mais la tête est plus libre. Il n'est pas rare, cependant, que la figure démange beaucoup, sur-tout dans le temps où les boutons qui la couvrent viennent à sécher ; mais quelle qu'en soit la quantité, il faut toujours l'oindre d'heure en heure, et même plus souvent, de ce qui suit : Vin vieux, deux onces ; eau vulnéraire spiritueuse, une once et demie; miel rosat, deux gros. L'usge des bains, ainsi que nous l'avons indiqué, les évacuations suivies, et l'application de ce petit répercussif, suffisent pour éviter tous les accidens qui accablent les personnes attaquées de la petite vérole, tels que les maux d'yeux, qui mènent souvent à la perte de ces précieux organes ; les maux d'oreilles, suivis par fois de la surdité ; enfin les engorgemens des parotides : maladies qui, si elles n'entraînent pas les malades, les laissent souvent infirmes. Au reste, quand on ne parviendrait qu'à éviter ces profondes cicatrices qui défigurent, quand on n'en userait que pour le sexe, il faudroit convenir de l'utilité de ma méthode.

§. XX.

Des convulsions.

Les convulsions des enfans sont ou héréditaires ou accidentelles : dans le premier cas, il est difficile d'en arrêter le cours; cependant on peut en rendre les accès moins pénibles, en usant des soins les plus attentifs. Il faut se reporter, pour la cause des convulsions, aux impressions que peuvent recevoir les enfans par les gens qui les entourent, comme je l'ai dit plus haut.

Il est rare que les enfans aient le dévoiement et les convulsions ensemble : lorsque cela arrive, on ne peut donner que quelques calmans, en y ajoutant quelquefois de légers narcotiques, quoique ces derniers soient pernicieux aux enfans.

Il faut, au premier accès d'une convulsion, porter des secours à l'enfant, et commencer par lui introduire dans la bouche un peu d'oxymel simple (1), ou, à défaut, un peu de vinaigre sucré. S'il a l'estomac vide, on lui mettra les pieds et même tout le corps dans l'eau chaude; quand il aura besoin de boire, on lui donnera de l'eau sucrée avec un peu de vinaigre; on tâchera qu'il boive souvent: mais si la figure est boursouflée, les yeux vifs et saillans, avec des veines rouges, la saignée à l'un des pieds est indispensable, à moins que l'on n'applique les sangsues, ce qui revient au même.

Quoique je vienne de dire que le dévoiement et les convulsions n'affectent pas en même temps les enfans du premier âge, il n'est pas rare de leur voir rendre des glaires; et assez généralement les enfans affectés de cette maladie ont le ventre tendu: je leur

(1) J'ai remarqué que les acides étaient l'unique spécifique contre les convulsions; il est d'observation générale qu'ils opèrent mieux que les narcotiques.

donne, à quelque âge que ce soit, la potion suivante, dont l'usage a été suivi du succès, dans tous les cas où je l'ai administrée.

Prenez huile d'am. douce . . une once.
Oxym. s. . . . . demi-once.
Eeau de fleur d'or. sp . . . . demi-once.
Sir. de cap. . . . . une once.
Kerm. m. . . . . un grain.

Je fais prendre de cette potion une cuillerée par chaque heure, après en avoir donné deux dans la première.

Je fais encore appliquer sur l'abdomen, des compresses trempées dans une décoction émolliente.

§. XXI.

Des enfans dits en chartre, ou en marasme.

Cette maladie, qui désespère les pères et mères de famille, et en général tous les amis des enfans, se manifeste par un dépérissement successif et une maigreur dont la consomption est souvent la conséquence. Il y en a de deux sortes principales; l'une est la suite d'un développement trop actif des enfans, l'autre parce qu'il existe une disproportion considérable entre la valeur actuelle des alimens pris et les évacuations. Cette dernière cause est quelquefois compliquée de vomissemens, ce qui accélère singulièrement la mort dont sont menacés ces malheureux innocens. Cette maladie est encore bien plus difficile à combattre lorsqu'elle naît à la suite d'un développement trop précipité, et particulièrement lorsque les progrès de l'intelligence sont proportionnés à l'extension physique. On verra plus bas combien il faut être attentif à calculer les diverses impressions de ces êtres prématurés, pour les ramener successivement à leur véritable constitution.

Je vais commencer par détailler ce qu'il convient de faire, en général, pour les enfans en chartre, en indiquant ce qui se passe pendant le temps qu'ils le deviennent; ce qui servira à en caractériser les causes, et par-là on atteindra aux moyens d'en interrompre les effets.

Les enfans affectés de cette maladie, digèrent mal; ils mangent difficilement; les déjections sont d'un vert jaunâtre, mêlées de filamens blancs en forme de petits vers; ou ils vomissent les alimens qu'on leur donne, avec des glaires; de manière qu'en comparant ce qu'ils reçoivent d'alimens avec ce qu'ils rendent, et calculant par approximation les évacuations insensibles, il en résulte là remarque qu'ils ne gardent absolument rien, et que rien ne leur profite. Par suite de cet état affligeant, leurs membres débiles présentent la plus affreuse maigreur; et leur petite figure, pâle, exténuée, semble offrir les traits de la vieillesse et de la décrépitude. Enfin, lorsque la nature cesse de leur faire trouver en eux-mêmes des substances qui puissent soutenir leur faible existence, ils succombent et périssent.

Quelles que soient les difficultés que j'ai rencontrées pour trouver des secours efficaces en faveur des enfans que ce mal cruel afflige, j'ai toujours persévéré dans la carrière des recherches jusqu'à ce qu'une plus longue expérience ajoute à mes succès. Je vais enseigner ce qui m'a réussi quelquefois sur ceux dont l'estomac ne pouvait rien supporter, et qui vomissaient ou évacuaient aussitôt qu'ils avaient reçu; et pour justifier ma conduite à leur égard, je vais esquisser l'état interne des viscères du bas-ventre.

Assez ordinairement, l'estomac de ces jeunes enfans offre la remarque de la destruction de sa partie veloutée; sa paroi interne est hérissée de petits tubercules rouges et rougeâtres; les intestins ne sont pas de même que dans l'état ordinaire, c'est-à-dire qu'on les trouve plus sanguinolens; d'où il suit que les vomissemens spontanés dont sont affectés les jeunes enfans, ne viennent que de l'excessive sensibilité des fibres de l'estomac, dont les houppes nerveuses sont entièrement à découvert: irrité dans un de ses points, il se contracte par soubresauts, et rapporte par la bouche la plus grande partie des substances nutritives; le reste passe par les voies inférieures, dans des intestins privés de leurs mouvemens peristaltiques, et qui n'ont pas été imprégnés des sucs alimentaires qui leur sont destinés dans l'état ordinaire de santé.

Des médecins à qui cet état interne était inconnu, ont cru devoir conseiller l'usage, à petite dose, de cordiaux spiritueux, comme vin de malaga, d'alicante, ou vin ordinaire sucré: ils font bien, en effet, cesser momentanément les accidens; mais peu de temps après, ils renaissent avec le caractère le plus effrayant, et la mort seule, qui arrive bientôt, peut terminer les douleurs piquantes dont sont dévorés ceux à qui ces cordiaux spiritueux sont administrés. Il est à remarquer que lorsqu'on procède à l'examen des viscères du bas-ventre de ces derniers, on trouve l'estomac et les intestins atteints de points gangreneux.

D'autres médecins, par opposition, ont pensé que l'usage du lait devait être consacré; mais j'observe, à cet égard, que l'enfant n'en peut tenir assez dans l'estomac pour s'en nourrir, et qu'à peine ce lait y est-il arrivé, qu'il s'y caille, et en est rejeté ainsi décomposé. D'autres ont ordonné l'eau chaude, édulcorée de divers sirops; ils y ont joint les calmans, les tempérans; et aucune de ces choses n'a arrêté les évacuations. Les crêmes de pain indiquées dans cet ouvrage, et diversement préparées, ne réussissent pas davantage (au moins dans les premiers jours): c'est pour arriver plus facilement et plutôt à la faculté d'en accorder suffisamment pour vivre, que j'administre les juleps nutritifs, ainsi que je les compose ci-après:

Dans quatre onces d'eau commune,

Gelée de corne de cerf philosophiquement préparée. . . . . un gros.

Eau de fl. d'or. spir. . . . . une once.

Sucre. . . . . une once et d.

Vous en donnerez à la fois une cuillerée à café, le plus souvent possible (que l'enfant soit assoupi ou non), ou toutes les demi-heures, pour augmenter ensuite chaque dose aussitôt que les premières quantités seront gardées.

Je dispose encore cette potion d'une autre manière.

Je fais bouillir dans six onces d'eau commune,

Corne de c. phil. prép . . . un gros.

Mie de pain blanc rassis . . une once.

Je passe avec expression dans un linge ferme, et y ajoute,

Eau de fl. d'or. spir. . . . . une once.

Sucre candi. . . . . une once et d.

Il est nécessaire d'observer que les enfans ne vomissent pas ce julep trois ou quatre jours après ; quelquefois, dès le deuxième, leur estomac est accessible à quelques cuillerées de crême de pain : mais l'expérience m'a démontré que celle faite de pois ou de lentilles reste mieux ; celle faite avec du bouillon de viande est digérée plus tard ; celle faite avec du lait passe difficilement les premiers jours.

Les enfans à qui ces soins sont administrés

avec attention se rétablissent pour la plupart. Reste à choisir la boisson qu'il convient de leur administrer. L'usage de ces crêmes les altère infiniment : si la boisson n'était apprêtée suivant les dispositions de l'enfant, vous rétabliriez bientôt les évacuations, que vous auriez eu beaucoup de peine à arrêter. Voici celle que je conseille, et dont j'ai éprouvé l'efficacité :

Dans une chopine d'eau, faites cuire, après l'avoir lavé,

Blé de froment, deux cuillerées à soupe.

Vous la passerez au tamis, et y ajouterez, après avoir porté au complet votre chopine,

Sucre . . . . deux onces.

Cette boisson, par sa nature, ajoute au caractère cordial du julep ; et en en faisant usage avec exactitude pendant dix à douze jours, votre enfant sera sauvé.

Il faudrait, dans les cas prévus dans ce paragraphe, examiner si la présence des vers dans l'estomac ou les intestins ne serait pas une des causes de la maigreur de l'enfant : on consulterait, à cet effet, ce qui est dit à l'article des vers pour en reconnaître les symptômes ; et dans ce cas il seroit à propos de le soumettre à l'usage des moyens indiqués pour les détruire soit en partie ou en totalité, selon la gravité du mal, ainsi qu'à ceux que nous venons d'indiquer, si les vomissemens avaient lieu.

Il existe des enfans, nourris au sein de leur mère ou par une nourrice, qui vomissent constamment le lait qu'ils absorbent. S'il n'est pas possible de les changer de nourrice avec l'assurance qu'ils seront bien soignés, il ne faut pas balancer, quel que soit leur âge, de les sevrer, en suivant l'ordre prescrit au paragraphe sur les règles particulières pour un nouveau né bien portant qui vient de perdre sa mère, et en observant les modifications relatives à son état actuel de santé.

Je reviens à ceux des enfans affectés de cette maladie pour cause d'un développement trop précipité, et chez lesquels on remarque que les progrès de l'intelligence sont proportionnés à leur extension physique. J'accorde régulièrement à ces jeunes enfans, comme convenables à leur santé, tous les breuvages qui résultent des diverses crêmes de pain, que je rends le plus agréables qu'il est possible, tant par leur changement que par le sucre que je mets dans celles faites au bouillon de viande ou avec du lait, et je leur en donne une petite tasse chaque demi-heure. Je leur donne aussi, toutes les trois heures, un petit verre ou de vin vieux de Malaga, ou de Bourgogne, etc. Je les fais souvent sortir, et selon qu'ils ont plus ou moins de connaissance, je leur fais remarquer tous les objets capables d'intéresser leur curiosité ; je leur fais manger souvent de la semoule, du vermicelle, du riz au gras et au maigre, bien préparés, afin qu'ils absorbent une quantité de nourriture proportionnée à leurs forces, en observant avec grand soin de leur donner à petites doses des choses faciles à digérer. Si le dévoiement avait lieu, on les soumettrait à l'usage de mon julep nutritif.

Je frotte deux fois le jour les extrémités, les articulations et la colonne vertébrale dans toute son étendue, avec un linge ou une éponge trempée dans du vin aromatique, dans une pinte duquel j'ajoute de l'eau de mélisse spiritueuse, une once ou deux. Il faut que les membres de l'enfant soient très-libres; et si c'est en hiver qu'on fait cette opération, il faut que ce soit dans un appartement chauffé, et, dans les autres saisons, au grand jour et à l'air : je crois utile de les exposer au soleil, lorsque la chaleur est supportable.

Il est aisé de se convaincre que la vie des enfans dépend toujours des soins qu'on leur porte; il faut donc, dans tous les cas, être très-attentif à observer les diverses causes des maladies qui les affectent, afin de se pénétrer de bonne heure des moyens à mettre en usage pour en anéantir les funestes effets. Ce point essentiel dans l'éducation des enfans du premier âge, doit faire le premier objet de la surveillance active et permanente des pères et mères de famille.

§. XXII.

Des vers.

LORSQUE les enfans ont des vers, il faut se hâter de leur administrer ce qui convient pour les détruire, parce que leur présence semble mettre en arrêt toutes les facultés végétatives; ce qui donne lieu de remarquer chez eux un dépérissement successif: les sécrétions se font mal; ils deviennent tristes, ont le sommeil agité, et se plaignent quelquefois du ventre, qui est souvent élevé en proportion de leur maigreur; les fièvres leur surviennent; et par suite de la complication de ces divers accidens, il arrive des infiltrations partielles, soit aux jambes, soit à la poitrine; enfin, les enfans meurent lorsque les vers ont rongé une ou plusieurs parties des intestins.

Je ne crois pas utile d'indiquer dans ce paragraphe les moyens de les éviter; ils sont décrits dans le courant de cet ouvrage. On a dû voir bien sensiblement que j'insiste sur la nécessité de bien nourrir les enfans: aussi j'assure d'avance que ceux qui seront ainsi traités n'auront jamais de vers; ils seront forts et vigoureux, et jamais leur estomac ne contiendra de ces levains acides, causes des fermentations qui le désorganisent et donnent naissance aux vers. En général, les enfans nourris par leur mère y sont peu sujets, et ceux qui sont nourris *sur lieu* n'en ont pas davantage.

Examinons donc ce qui peut particulièrement donner des vers aux enfans, et pourquoi ceux élevés à la campagne en sont souvent affectés; afin de faire connaître par-là, aux bonnes mères de famille, la nécessité de se soumettre à l'obligation de nourrir elles-mêmes leurs enfans, ou de faire les sacrifices convenables pour qu'ils soient bien soignés lorsqu'ils seront confiés à des mains étrangères.

Je considère , comme cause principale et générale des vers chez les enfans, la manière dont on leur administre les soupes et bouillies.

Les nourrices des campagnes donnent à leurs enfans une grosse soupe le matin , et, après les avoir emmaillotés , elles les couchent; ensuite elles vont aux champs pour y travailler. L'enfant, ainsi bourré, ne tarde pas à s'éveiller; il crie jusqu'à ce qu'il n'ait plus la force de continuer. A l'heure de midi, sa nourrice arrive ; elle lui présente son sein , dont le lait doit être essentiellement très-échauffé ; on lui prépare alors une bouillie, ou , pour mieux dire , une colle , avec laquelle on lui remplit l'estomac ; on le recouche , et l'on retourne à ses travaux. S'il existe quelques jeunes enfans dans la maison , ils bercent le nourrisson assez fort pour l'engourdir : alors il n'est pas douteux que le mauvais état de son estomac ne le réveille bientôt ; sa soupe du matin , mal digérée , n'a pas manqué de faire naître un développement acide , qui , comme on sait , ne

favorise

favorise la coction ni du lait ni de la bouillie. Une indigestion se manifeste, précédée de violentes coliques; et les cris qui en sont la suite naturelle ajoutent encore à ses maux: ces cris se prolongent jusqu'à ce que la nourrice arrive, et qu'elle lui donne à teter pour l'appaiser, sans que celle-ci se doute que le mauvais caractère de son lait fait une cause de plus aux douleurs de son nourrisson.

D'autres nourrices sont dans l'usage de n'aller qu'une fois aux champs, depuis neuf heures du matin jusqu'à six du soir : dans ce cas, l'enfant reçoit une soupe énorme, il est couché étroitement et serré, pour la journée. Souvent une voisine, qui n'a pour se sustenter que le fruit bien modique de son filage, est chargée de voir de temps en temps si l'enfant a des besoins ; mais comme elle sait qu'*il a le ventre plein* (1), et qu'elle ne gagne pas assez pour perdre beaucoup de temps auprès de lui, on sent bien qu'elle y va peu. Il reste donc dans cet état jusqu'au soir à six heures. La nourrice de retour, fatiguée, échauffée, mourante de faim, et souvent chargée, donne à

(1) C'est ainsi qu'elle s'explique.

teter à son nourrisson (et dieu sait le bien que cela lui fait), pour le consoler de ses cris. Il faut néanmoins observer que l'enfant finit par s'habituer à cette sorte d'abandon, et que ceux ainsi élevés ne pleurent que lorsqu'ils souffrent des douleurs vives : on remarque même qu'ils sont indifférens au mal-aise que leur procurent les maillots remplis des déjections de la journée, et ils ne conservent que la mélancolie et les soupirs , que la barbarie n'a pu dérober à la vigilance de l'observateur.

Cependant, qui le croirait? il existe encore des enfans plus malheureux, non pour l'ordre de la vie, mais sous les rapports de la sûreté. C'est lorsque les nourrices ont des enfans trop grands pour être emportés aux champs, et trop jeunes pour être capables de la moindre des choses auprès d'elles; c'est-à-dire , lorsqu'ils sont âgés de quatre à six ans : ce sont eux qui sont chargés de soigner l'enfant *bourgeois* ; l'emploi du plus grand est de faire taire ses frères et sœurs, et de promener *le petit* s'il pleure. Mais ce gardien peu raisonnable, incapable de sentir le danger de son insouciance , remplit fort mal cet emploi : il joue et se livre aux dissipations de son âge ; et si l'enfant au berceau vient à crier trop fort, il l'emporte avec lui, et le tient souvent de manière à lui rompre les reins ; quelquefois il le laisse tomber, ou il l'abandonne, souvent même il le frappe pour le faire taire ; il est même assez commun d'apprendre que ces malheureux enfans sont tombés au feu. Je ne crains pas qu'on me reproche d'exagérer les faits ; ils sont tels que je les ai vus et observés. Ah ! si le tableau de tout ce que souffre un enfant hors de sa famille était présent à l'esprit d'une mère lorsqu'elle se sépare du sien, j'ose affirmer qu'elle refuseroit de le livrer ainsi aux mains d'une étrangère, dont les soins intéressés ne remplaceront jamais ceux que dictent la nature et la tendresse maternelle ; et qui d'ailleurs, il faut en convenir, ne trouve presque jamais, dans la modique rétribution qu'on lui accorde, une juste compensation des sacrifices que les besoins de son nourrisson pourraient lui commander.

Je crois avoir suffisamment démontré que, quelle que soit la nourriture qu'on accorde aux enfans, la manière de la leur administrer engendre des vers. De ce principe je tire la conséquence qu'en suivant un ordre conforme au vœu de la nature, aucune espèce d'alimens n'en fera naître.

Cependant comme il arrive quelquefois que les enfans bien nourris ont cette maladie, sur-tout ceux qui font un long usage de lait, de fromage ou de fruits, ou qui ne boivent jamais de vin, je vais, avant de donner la méthode de la détruire, indiquer les signes généraux qui la caractérisent. On remarque assez régulièrement, chez les enfans affectés des vers, un teint plombé, qui s'étend depuis les bords internes des pommettes, la lèvre supérieure, le nez, jusqu'aux fosses orbiculaires; la racine du nez est luisante, les yeux sont caves et comme gazés; le nez est même un peu tiré. Les enfans atteints de maladies diverses, et qui ont ce teint, guérissent en leur donnant le remède contre les vers.

Voici les moyens dont je me sers :

Il faut faire bouillir dans une pinte d'eau

Caroline de Corse . .	aa. demi-gros.
Racine de fougère mâle	
Rhubarbe c.	

Sur chaque verre quantité suffisante de sucre.

Il faut que l'enfant en boive trois verres

par jour, un le matin à jeun, un une heure avant dîner, et le troisième avant le souper, pendant huit jours. Vous faites prendre en outre une once du sirop suivant, lorsque les huit jours de tisane sont écoulés, excepté si l'enfant n'en voulait pas boire; alors vous lui feriez prendre le sirop, qui, dans tous les cas, peut guérir seul :

Faites bouillir, dans douze onces d'eau,

Rhubarbe c . . . . . }
Racine de foug. m . . } a a. deux gros.
Caroline de C . . . . }

Que vous passerez avec expression et la remettrez sur le feu avec huit onces de sucre.

Vous clarifierez selon les règles de l'art, et ajouterez

Liqueur Wanswieten. . . . une once.

Il faut le prendre à jeun.

Quoiqu'il existe une infinité d'autres moyens contre les vers, je ne crois pas devoir les détailler, attendu que sur un grand nombre d'enfans que j'ai traités, aucun n'a été guéri radicalement que par le procédé ci-dessus.

§. XXIII.

De la maladie vénérienne des enfans du premier âge.

Cette maladie, fléau de l'espèce humaine, est la plus affreuse dont un enfant nouveau né puisse être affecté; victime du libertinage des auteurs de ses jours, il faut encore qu'il le soit de leur silence sur le funeste don qu'on lui a transmis. Abandonné sans pitié, il est voué aux angoisses, suites naturelles des maux contagieux qui restent sans remède; rejeté comme un être venimeux, dédaigné, rebuté de tout le monde, on le voit, on le laisse mourir sans pitié dans des asiles consacrés cependant à la bienfaisance! Dira-t-on que ces maladies ne sont pas curables à cet âge? dira-t-on qu'elles entraînent la mort? Les médecins savent par expérience le contraire; les accoucheurs sur-tout ont souvent eu occasion de traiter et de guérir des enfans attaqués de maux vénériens. Pourquoi donc prononcer le trépas d'innocentes créatures dont le plus grand nombre pourrait supporter le traitement qui convient à tous? et n'est-ce pas ajouter aux maux de ces malheureuses victimes, que d'accréditer le bruit ridicule que tous les enfans abandonnés en sont atteints? De là la funeste répugnance des nourrices chargées de deux nourrissons, qui, pour se soustraire à la contagion elles et leurs propres enfans, laissent mourir de faim celui qu'on leur confie; de là cette mortalité journalière parmi les enfans de la patrie, qui ne rencontrent pas, hélas! assez d'ames sensibles pour les soustraire aux dangers qui les tuent! Il faut plutôt encore en accuser la timidité des personnes faibles, qui hésitent de suivre d'humiliantes sollicitations devant d'insolens subalternes, toujours prêts à tourner en ridicule le vœu des premières autorités. Sans doute il en existe de ces ames naturellement secourables, inspirées par la voix sacrée de l'humanité, qui se feraient un devoir d'arracher ces malheureux enfans à une mort certaine: mais si elles parlent, si elles proposent les tendres secours de la maternité, si elles ont le courage de faire céder la modestie à la sensibilité, et de proposer des secours gratuits sous la surveillance de l'autorité principale, on les refuse sous le vain prétexte d'impossibilité; et si ceux qui doivent en connaître ne veulent pas même descendre aux détails des secours nécessaires, que devra-t-on en conclure (1) ?

Avant d'examiner les secours à donner aux nouveaux nés vénériens, il faut juger de l'effet que produiront sur eux les médicamens, par celui qu'ils feraient sur des enfans sains; et l'on ne peut le faire qu'en consultant des médecins de bonne-foi, qui ont traité dans le monde ces maladies. On se convaincra que bien loin qu'il y ait du danger à soumettre ces infortunés à un traitement efficace,

(1) On offrit au gouvernement français, qui renvoya à qui de droit pour juger de l'offre, des secours à l'effet d'enlever à la mort un grand nombre d'enfans abandonnés, qui périssent peu de temps après être entrés dans les hospices : on observa que ces secours n'entraîneraient aucuns frais extraordinaires ; que les émolumens attribués à cette fonction, n'auraient lieu que lorsque les registres comparés donneraient pour résultat une différence du double ; on proposa des chefs provisoires et aux mêmes conditions ; on alla même jusqu'à demander seulement la salle des pouparts, dont aucun ne réchappe ; et cependant on s'y refusa.

(*Voyez* les procès-verbaux des séances du Corps législatif des 17 et 27 ventôse an 5, le renvoi fait au Directoire, et ce qui en est résulté.

il en résulterait un très-grave si l'on s'y refusoit. L'expérience a démontré que les remèdes des malades ne nuisent pas à ceux bien portans ; que ce traitement méthodiquement suivi par un homme qui réunit aux talens la plus grande sagesse, sera toujours entre ses mains très-doux, et que, quelle qu'ait été la faiblesse du sujet, il l'aura toujours guéri; que la seule précaution consiste en beaucoup de modération, à continuer long-temps à traiter l'enfant et sa nourrice, s'il en a une, sans craindre que ni l'un ni l'autre en soient incommodés, jusqu'à la guérison parfaite. D'après cette assertion, je pense qu'il vaudrait mieux traiter l'enfant sain que de ne pas traiter celui qui serait attaqué du mal vénérien.

Rien de plus difficile, pour ne pas dire impossible, que de reconnaître la maladie vénérienne chez un enfant naissant. Sain, en apparence, comme celui qui n'est affecté d'aucune maladie, nul symptôme sensible ne décèle l'état dans lequel il se trouve; la figure, le teint, l'embonpoint, tout concourt souvent à épaissir le voile : il est tel enfant de femme très-saine, qui n'a que les os, un teint terne, la peau dure et la couleur cendrée, tandis que tel autre, très-gras, le teint clair, provient d'une mère qui réunit tous les accidens de la maladie la plus complète. Les preuves, chez les enfans, en sont aussi cruelles que tardives: l'époque de leur développement, qui est assez ordinairement à l'âge de trois ans, donne lieu à des accidens horribles. Il en est quelques-uns, cependant, chez qui les symptômes sont assez apparens; il en est aussi qui communiquent à leurs nourrices le virus contagieux; et dans ce dernier cas, on le reconnaît facilement aux seins. Mais comme je me propose de traiter ces cas en général, je bornerai mes réflexions à ce qui regarde les enfans de la patrie.

Donnera-t-on les anti-vénériens à tous les enfans indistinctement? ou chargera-t-on un médecin de décider les cas où on devra les appliquer?

Bien qu'il n'y ait pas de danger à administrer les anti-vénériens à tous les enfans de la patrie, il suffit que ce service, en cette partie comme en tant d'autres, puisse se faire mal, pour que je croie indispensable d'en référer à un médecin habitué à secourir les enfans, qui, en général, sont assez difficiles à soigner.

Ainsi, lorsqu'il sera reconnu qu'un enfant doit être soigné pour la maladie vénérienne, on le transportera dans la salle des vénériens, on lui administrera les médicamens six mois de suite, avec les anti-vénériens si c'est un nouveau né; et s'il est âgé d'un an et plus, on continuera le traitement selon la gravité des accidens qu'il éprouvera. Je vais indiquer la méthode dont je me sers: on y reconnaîtra peut-être une teinte craintive; mais jusqu'à ce que l'expérience me donne lieu de changer d'avis, ou que les observations des praticiens me découvrent des moyens préférables, je continuerai ce qui me réussit.

Lorsque j'ai dû administrer les anti-vénériens à un enfant nouveau né qui tetait, je soignais la nourrice pendant les six premiers mois de sa nourriture, en observant de ne pas la soumettre à un régime qui pût lui causer des privations sensibles. Si, au contraire, l'enfant est privé du sein, je lui donne directement des soins pendant les six premiers mois de son existence, pour le traiter de nouveau, après la pousse des seize premières dents, pendant six autres mois. Je n'ai encore pu observer que l'effet de deux traitemens;

et les deux enfans, dont l'un de six, et l'autre de sept ans, se portent bien : l'un est fort; mais la jeune fille, que l'on fait jeûner pour ne pas en faire une robuste paysanne, quoique moins forte, va cependant bien. On pourrait m'observer, comme l'ont fait ceux de mes confrères à qui j'en ai parlé, que le second traitement est inutile : la chose est possible; mais assurer la destruction d'un tel vice chez les enfans, ne me paraît pas un point indifférent; et c'est là ma manière de m'en convaincre. Je préfère y tenir que d'avoir à me reprocher un traitement infructueux.

Le traitement consiste, pour les enfans qui tètent, à donner chaque jour à la nourrice, pendant six mois, le matin à jeun, une cuillerée à soupe d'un sirop ainsi disposé :

Liqueur Wansw, une once
Sirop de framboise, une once } Etendues dans

Eau commune, quatre onces.

Quant aux enfans qui ne tètent pas, je fais mettre dans leur biberon au lait, pendant six mois, un gros de liqueur Wanswieten, et j'y fais ajouter un peu plus de sucre.

Le second traitement prescrit, je le fais de même.

A l'égard de ceux que l'on ne traite qu'à la manifestation des accidens, je joins à ce traitement les pansemens selon les règles de l'art; mais j'ai remarqué qu'il n'est pas aussi sûr. Sur six qui m'ont été confiés dans l'âge au-dessus de trois et quatre ans, jusqu'à six ans et demie, trois sont morts de la complication des symptômes; un du *spina bifida*, et les deux autres ont été accablés de divers dépôts qui, après les avoir épuisés, les ont fait succomber: c'est pourquoi je conseille aux personnes chargées d'un ou de plusieurs enfans dont on suspecte les humeurs, de ne pas balancer à faire ce qu'il convient pour détruire de bonne heure le virus qui les mine.

Ce que je dis par rapport aux maladies vénériennes des enfans du premier âge, ne détruit ni ne peut altérer la méthode des autres médecins : on sait qu'il existe différens spécifiques contre cette maladie; mais entraîné par l'habitude, affermi par le succès, je conserve tout ce qui émane de la bonne-foi et des lumières qui m'ont été transmises par de grands maîtres.

Je sais que les enfans sont sujets à plus de maladies que je n'en ai décrit dans cet essai;

leur nombre et leurs variations entraîneraient des détails infinis : je n'ai prétendu tracer que de simples notes, dont les médecins sauront faire une juste application. J'ajouterai seulement qu'il est indispensable de se conformer, quant à l'emploi des médicamens internes, à mes conseils relatifs au genre de nourriture à donner aux enfans; c'est-à-dire qu'il faut les rendre les plus agréables possible, et les mêler, autant qu'on le pourra, aux alimens.

D'ailleurs, tout ce que j'ai dit pour les enfans sains ou mal-portans, ne tend qu'à démontrer la nécessité de les suivre de près jusqu'à leur parfait développement. A cette époque, l'intérêt qu'on prend à eux étant généralement plus direct, je n'ai rien à conseiller de plus que ce qu'on est dans l'usage de faire.

FIN.

www.ingramcontent.com/pod-product-compliance
Ingram Content Group UK Ltd.
Pitfield, Milton Keynes, MK11 3LW, UK
UKHW022117190726
13855UKWH00003B/911

9 782013 071482